福井栄一

解《かい》體《たい》珍《ちん》書《しょ》

カラダの フシギな モノガタリ

工作舎

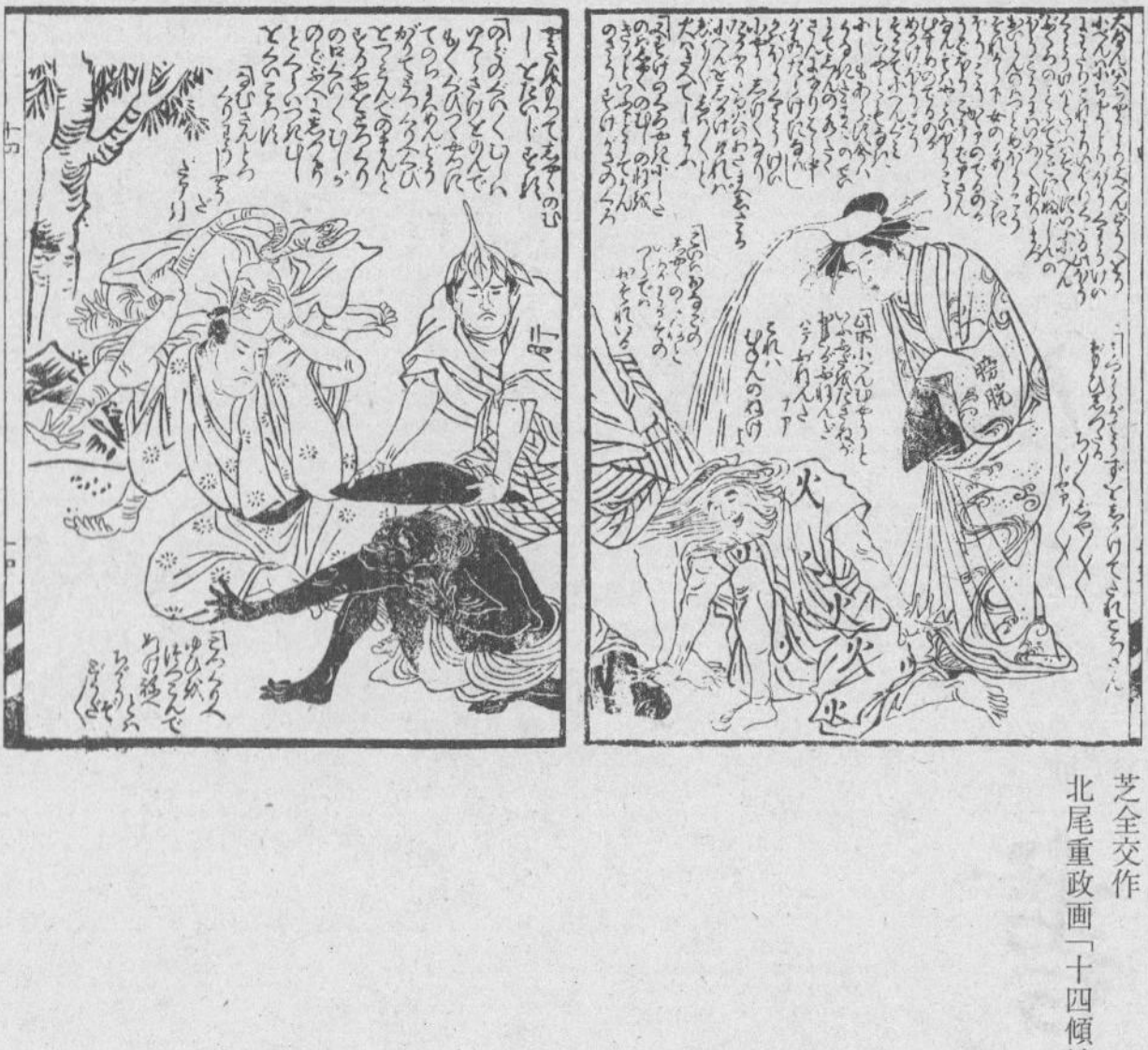

芝全交作
北尾重政画「十四傾城腹之内」(1793)

はじめに

コロナ禍の影響からか、「からだ」「健康」への関心が以前にも増して高まっています。

そこで本書では、人体に関する滑稽なはなし、怖いはなし、にわかに信じがたいはなしをたくさん集めてみました。

頭のてっぺんからつま先まで、珍談奇譚がよりどりみどりです。

目次をご覧になり、気になる部位のはなしから読み始めてみて下さい。

上方文化評論家　福井栄一

目次

頭《とう》首《しゅ》の章

胴《どう》体《たい》の章

手《て》足《あし》の章

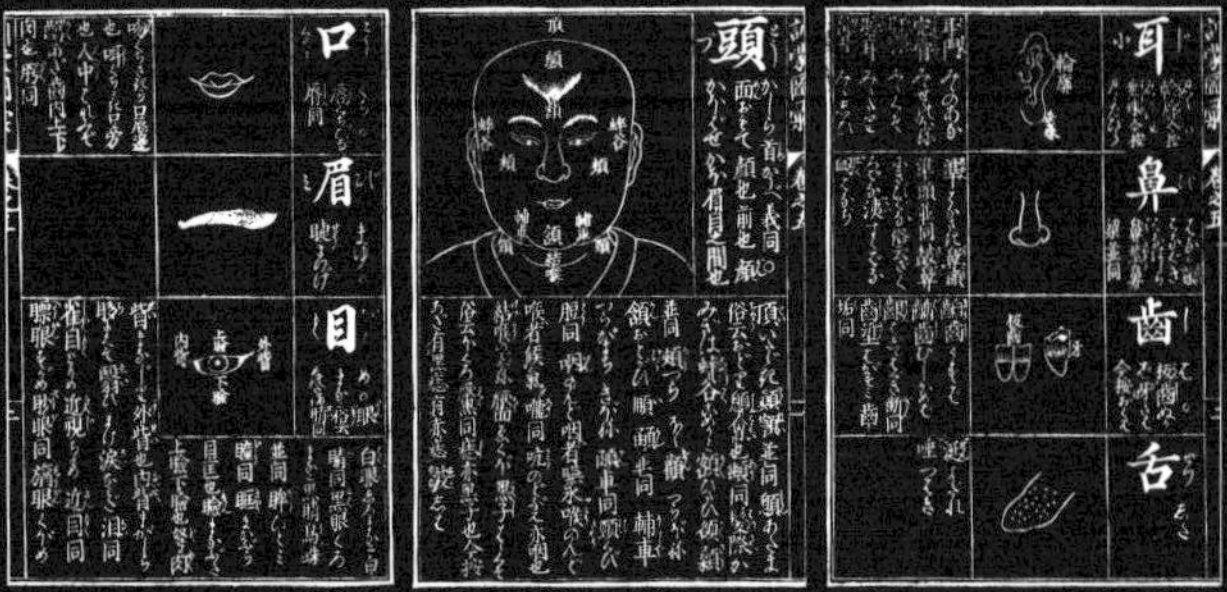

中村惕斎「訓蒙図彙」(1666)より

頭首《とうしゅ》の章――付「骸骨」

あご——顎

【語源】「アゴ」は、近世以前は「アギ」「アギト」と言われていた。「アギ」は「ウハギ（上牙）」の転か。

【覚書】大きく口を開けたときや打撲などで、顎が外れる時がある。精確には、顎関節脱臼《がくかんせつだっきゅう》という。自分で元に戻せない場合には、早めに口腔外科を受診しよう。なお、くせになって顎関節の脱臼がたびたび起きる場合には、手術が必要になることもある。

【諺・慣用句】「顎で蠅を追う」……うっかりすると「蠅を追い払うのに、手ではなく顎を使うほどの無精」と解しそうになるが、勿論それは誤り。正しくは手で蠅を追い払う力も残っていないくらいに体力が衰えた様子を指す。

ちなみに、蠅を追うための顎が干上がっていたら、事態は更に深刻である。「顎が干上がる」とは、貧困で食べることもままならない状態。「顎を吊す」ともいう。

◎顎を見てわかったこと——「日本霊異記」下巻第三十九

善珠禅師《ぜんじゅぜんじ》は偉大な僧で、天皇をはじめとする大勢の人びとから慕われていた。善珠の右の顎にには大きなほくろがあった。

さて、延暦十七年(798)のこと。

死に臨んだ善珠の霊が、ある者に乗り移って、こう告げた。

「来世の私は、丹治比《たじひ》の夫人《ぶにん》の子として生まれてくるであろう。顎のほくろを目印とせよ」

そして、善珠の死の翌年。

丹治比の夫人は皇子を生んだ。

その皇子の右の顎には、生前の善珠と同じく、大きなほくろがあった。

皆は皇子を善珠の生まれ変わりだと確信し、大徳親王と呼んで崇めた。

ただ、それから三年ほどして、親王は亡くなってしまった。

亡くなる前、親王の霊はある者に乗り移り、

「私は約束どおり、この世に皇子として戻ってきた。しかし、はやくも寿命が尽きてしまったようだ。私が死んだ後は、香を焚き、ねんごろに供養してくれ」

と言い残したそうだ。

【付言】生まれた赤ん坊のからだにあるほくろやあざなどを指し、「これは、高僧（あるいは偉人）の生まれ変わりである証拠だ」と家族や周囲の者が騒ぎ立てる。そうしたことは昔からよくある。本当に生まれ変わりなのかどうかは別にして、世の人は、つねに英雄や傑物の再来を待ち焦がれているのだ。

あたま――頭

【語源】「アテマ（貴間）」の意か。

【覚書】頭蓋骨は「一枚岩」ではなく、じつは十五種二十数個の骨片が巧みに組み合わさって出来ている。大事な脳を各種の衝撃から守っているのだ。ただし、生まれて間もない赤ちゃんの場合、前頭骨・頭頂骨・後頭骨の癒合《ゆごう》（ぴったり合わさること）が完成していないので、頭は成人にくらべると柔らかい。

【諺・慣用句】「芋頭《いもがしら》でも頭《かしら》は頭」……どんなにちっぽけな集団でも、長と名のつく限り、それなりの値打ちと重みがあるという意味。類義語に「芋でも頭になれ」「鶏口となるも牛後となる勿《なか》れ」がある。後者は『史記』に載る中国戦国時代の弁論家・蘇秦《そしん》の言葉で、四字熟語では「鶏口牛後」という。

ちなみに、芋頭は里芋の塊茎《かいけい》。子芋をたくさんつけていることから、子沢山、子孫繁栄の縁起物と見做され、正月の雑煮に好んで用いられる。埼玉県志木市《しきし》館《たて》一丁目付近は、かつては「芋頭」と呼ばれていた。昔、貧しい百姓がきつい農作業の合間に空腹を満たすべく、小川の流れに口をつけようとすると、上流から芋頭が三つ流れてきた。しかも不思議なことに、生ではなく、柔らかく茹であがったものであった。これが噂となり、辺り一帯が「芋頭」と呼ばれるようになったという。

◎頭が形見——「今昔物語集」巻第二十七第七

在原業平《ありわらのなりひら》は大の女好きで、あちこちの美女に次々と手を出していた。

ある時、さる貴人の姫君が絶世の美女と聞き、ぜひ我がものにしようと近づいた。

しかし、姫君の両親は、

「大事な娘には高貴な婿殿を迎えるつもりだ。お前ごときは話にならん」

といって、業平の邪魔ばかりした。

そこである夜、業平は、屋敷から姫君をひそかに連れ出し、二人で逃亡をはかった。

逃げる途中、荒れ果てた山荘があった。

夜も更けてきたので、二人は山荘の敷地の中に建つ蔵で一夜を明かすことにした。

二人が暗い蔵の中でようやく疲れたからだを休めて寝入ろうとしたところ、急に稲光がして、あたりに雷鳴がとどろいた。

業平は、怖がる姫君を自分の背後へ押しやると、太刀を抜いて、目に見えない敵に警戒しながら身構えた。

そうこうするうち、ようやく夜が明けた。

業平はほっと息をつき、

「もう心配ないぞ」

と、背後の姫君に声をかけたが、返事がない。

「妙だな」

と思って振り返ると、床には姫君の頭だけが転がっていた。着物が散らばっていたが、残りのからだは見当たらなかった。

業平は、命からがらその場から逃げ去った。

あとから分かったことだが、そこは以前から、人を取る蔵として恐れられていた場所だった。

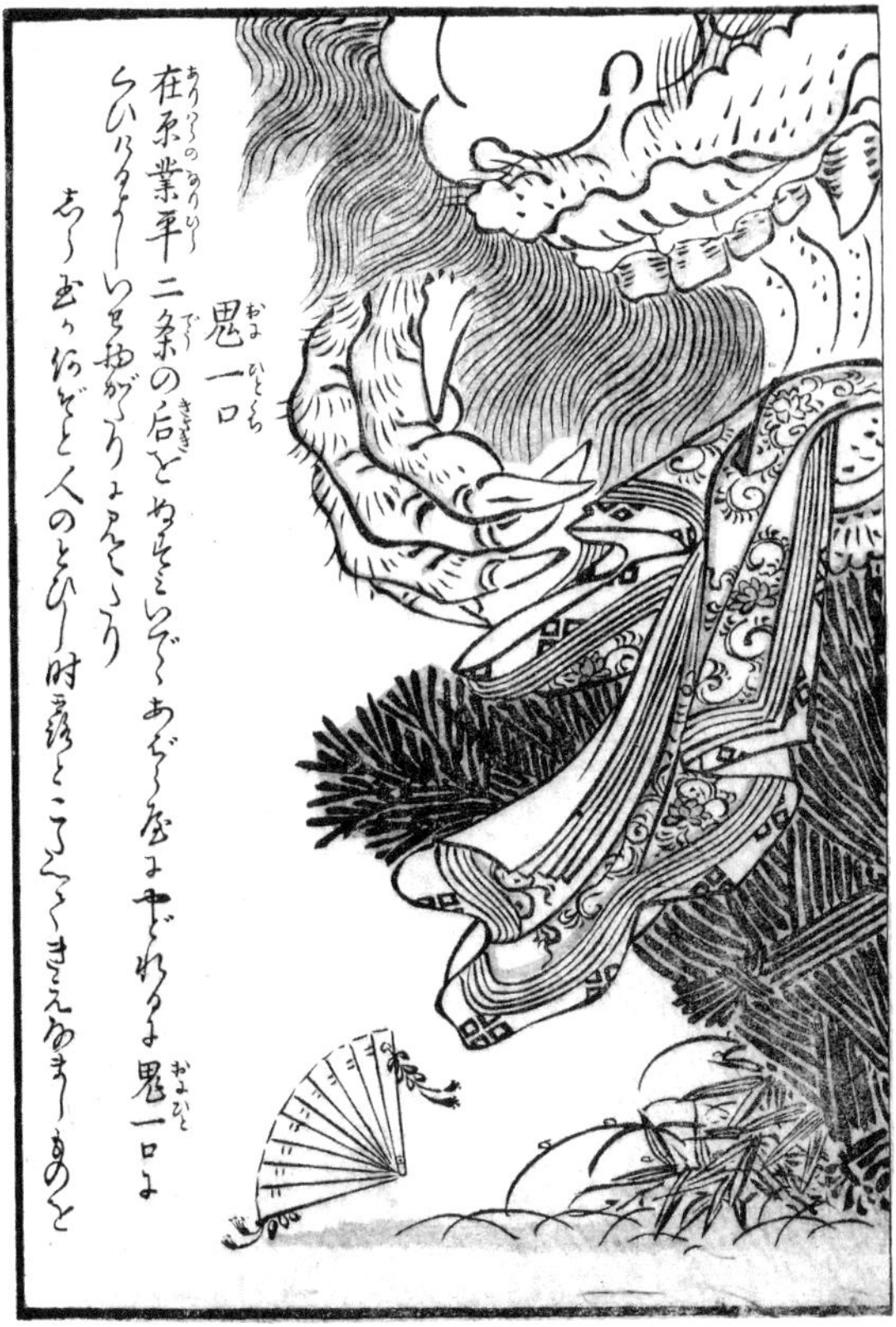

鳥山石燕「今昔百鬼拾遺」（1781）の〈鬼一口〉に描かれた在原業平のエピソード

とすると、姫君は、稲妻や雷ではなく、蔵に棲む鬼に喰われてしまったのだろう。事情や様子の分からない場所には立ち入らないようにせねばならない。その方が身のためだ。

【付言】平安時代の人々の多くは、鬼の存在を本気で信じていたらしい。都の住人は、たくさんの鬼たちが集団で街路を歩きまわる（これを「百鬼夜行」という）を恐れて、夜になると外出を極力、控えた。

かお——顔

【語源】「カミオモ（上面）」の意か。

【覚書】「天下の美女の顔も三日も見たら飽きる」「女性は器量より愛嬌が大事だ」「性格のよいのが一番」などと言う男性は多いが、美女にモテない者の負け惜しみに聞こえなくもないので、手放しで同意するのは難しい。男尊女卑が否定される昨今では、「美女コンテスト」の類《たぐい》はめっきり減った。

山東京伝作、北尾重政画「裡家算見通坐敷」（1803）に描かれた〈人相〉のパロディ

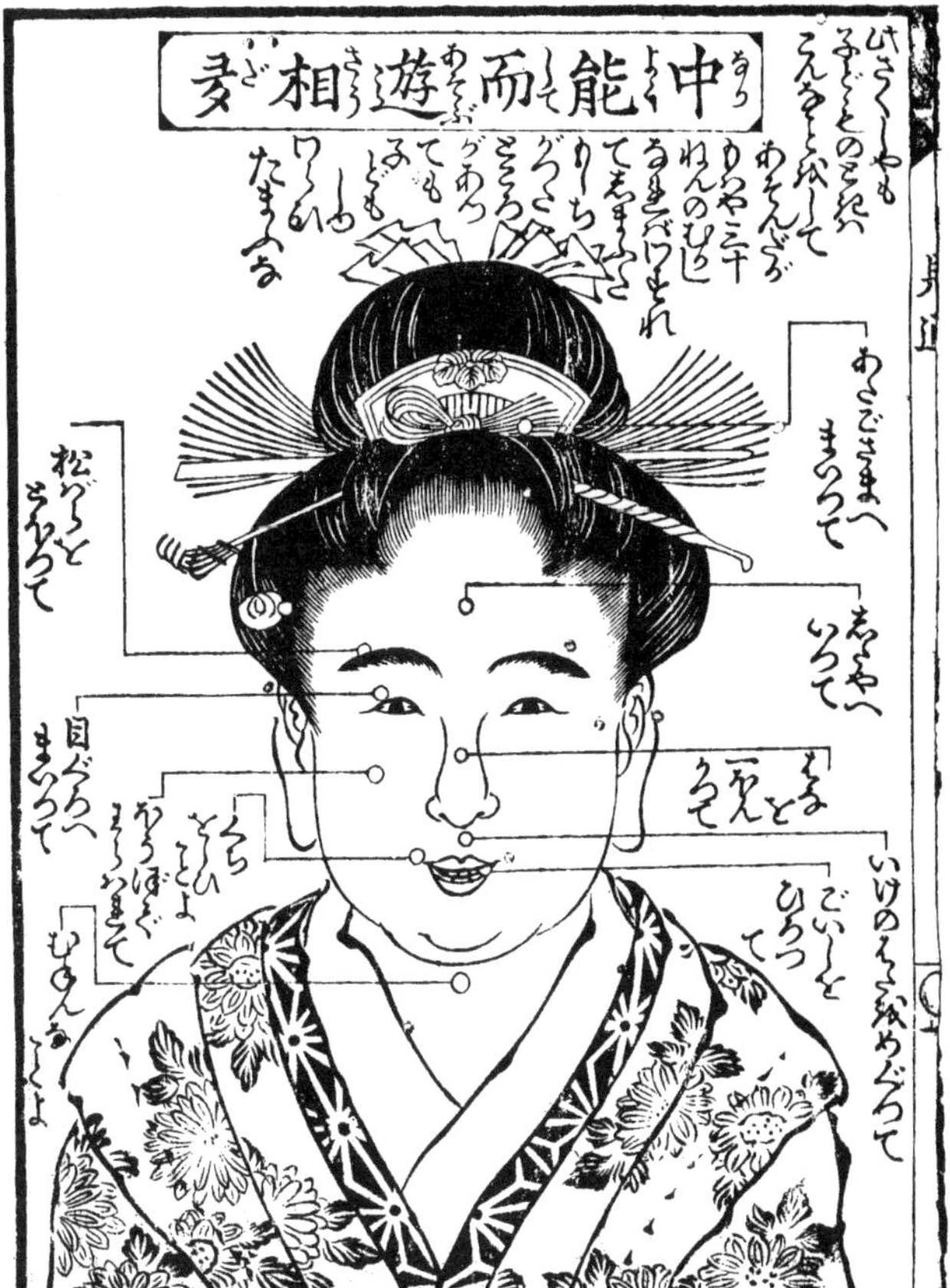

【諺・慣用句】「厚顔十重《とえ》の鉄甲《てっこう》のごとし」……感情の変化を隠してしまうほど顔の表皮が厚い、すなわち恥を恥とも思わぬ、厚かましい態度をいう。類義語に「厚顔無恥」「面張牛皮」「面の皮が厚い」などがある。

なお、皮と革の違いに注意。

前者は動植物の外表を包み覆う薄い膜をいう。これに対し後者は、動物の皮から体毛や脂肪などを除去して、なめしたものを指す。このため、なめしてあるものの、毛をそのまま残した皮は「毛皮」であり、「毛革」とは書かない。

ちなみに、相手の表情を読み取るのに、顔(面)は最も分かりやすい部位である。それ故、「借りる時の恵比寿顔、返す時の閻魔顔」(他人に物や金を借りる時にはペコペコしていたのに、返さねばならない時には損をしたような怖い顔をする)、「顔に紅葉を散らす」(恥をかいて赤面する)などの表現も生まれた。

◎顔を描くのもひと苦労──「古今著聞集」巻第十一

花山法皇は、常々、書写上人の徳の高さを尊んでいたが、ある時、上人の絵を描かせようと思い立った。

そこで、上人と面会するにあたって絵師を引き連れて行き、上人には見えない場所からひそかに上人の顔かたちを観察して描くように命じた。

さて、当日。

二人が会って、絵師が筆を動かし始めた時、急に地響きがして、大地が揺れた。

法皇があわてていると、上人が、

「愚僧の絵を描かせるというようなおたわむれをなさるから、地震が起こったのでございますよ。ご心配には及びません」

となだめるように声をかけたので、法皇は上人をますます深く信頼するようになった。

ところで、上人の顔にはあざがあったのだが、絵師は見落としており、当初絵には描いていなかった。

ところが、地震に驚いた絵師が絵の上へ筆を取り落としたところ、墨が落ちてしみになった。

その箇所が、ちょうど上人の顔のあざの場所であった。

まことに不思議な出来事であった。

【付言】地震が起きたのは、ひそかに絵を描こうとしたたくらみに大地が怒ったからであろうか。それならば、法皇や絵師にだけ、軽い罰を与えれば済むものを……。周囲の人たちはさぞかし迷惑しただろう。

かみ――髪

【語源】身体の上部にあるから「カミ（上）」か。

【覚書】西洋には、「幸福の女神には前髪しか生えていない」という格言があるらしい。女神が向こうからやって来たにもかかわらず、決心がつかずにそのままやり過ごしてしまった場合、あとから後悔して急いで振り向き、引き留めようと手を伸ばしても、女神に後ろ髪は生えていないからつかめない。チャンスは逃すなという教えだ。

【諺・慣用句】「一《いち》髪、二《に》化粧、三《さん》衣裳」……「女性は髪形や服装に意を払えば、いくらでも美しく変身できる」と説明されることが多いが、もっとストレートに「女性の美しさを決めるのは髪」と解した方がよいのではないか。

ちなみに、女性美を謳う表現としては、古くから「一髪、二顔、三姿」が知られる。

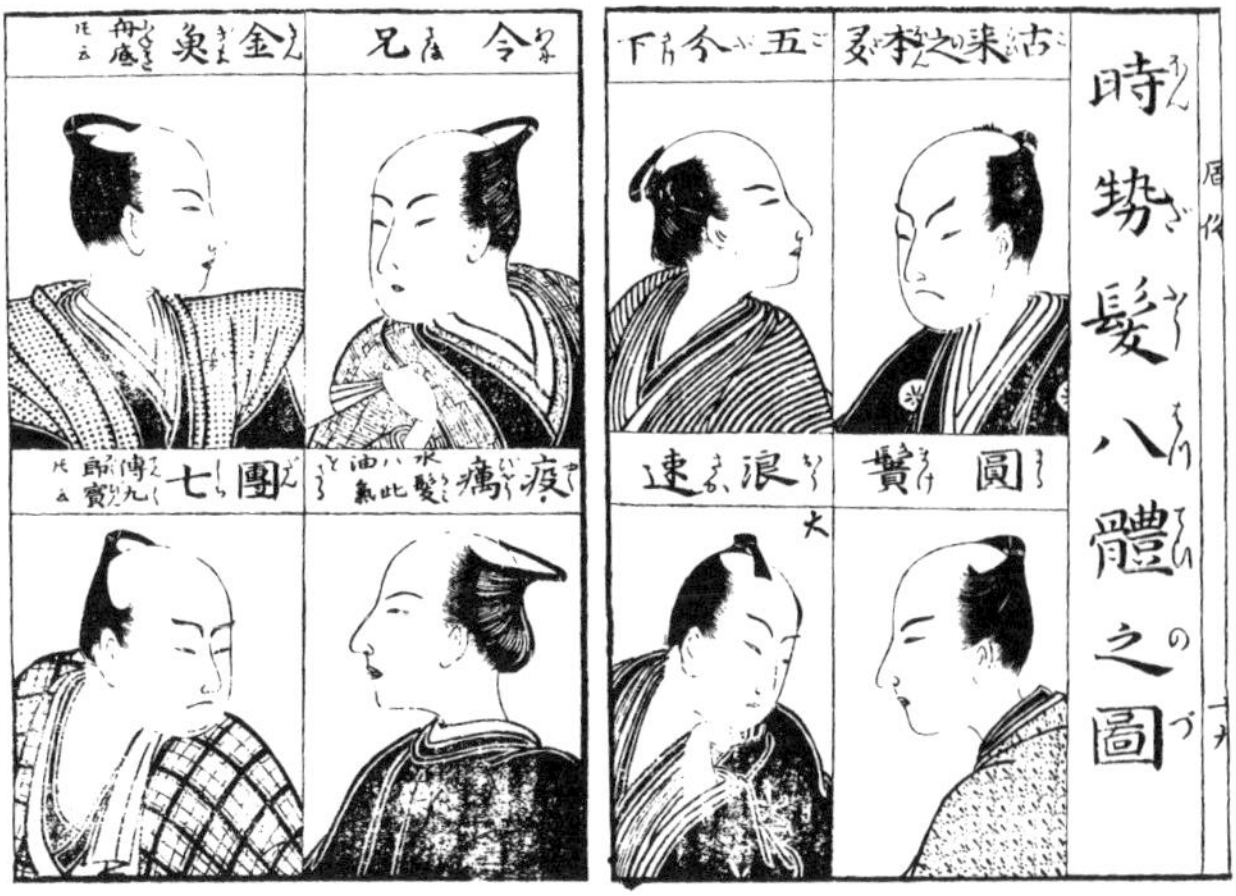

金錦佐恵流
「当世風俗通」(1773)より当時
流行していた本田風の結髪八種
〈時勢髪八体之図〉

つまり、顔よりもスタイルよりも、まずは髪が美しいかどうかが問われてきたわけだ。試しに、クレオパトラ、楊貴妃と並ぶ世界三大美女のひとり小野小町の絵像を思い出してみるとよい。真正面からの構図はなく、後ろ姿ばかり。そのくせ、決まって長く美しい黒髪が描かれている。「これだけ麗しい髪の持ち主ゆえ、その顔《かんばせ》もさぞや……」と観る者に思わせる、絵師の心憎い工夫である。

◎髪の色を変えられた男——「十訓抄」十ノ二十一

石清水八幡宮の楽人《がくにん》、大神元正《おおがのもとまさ》は笛の名手だった。

ある時、備中国（岡山県）へ出かけ、京へ戻る途中、室津（兵庫県たつの市）の泊《とまり》で前後不覚に陥ってしまった。

その際、片側の鬢《びん》の毛が真っ白に変じた。

奇異に思い、巫女に占ってもらったところ、吉備津宮《きびつのみや》（岡山県の吉備津神社）から、託宣があった。

「このたび汝はわが備中国へ下向したが、得意の笛をただの一度も披露しておらぬ。それゆえに祟ったのだ」

元正はこれを聞き、ただちに立ち返って吉備津宮を拝し、笛の秘曲を奏して奉納した。するると、演奏中、それまで白かった鬢の毛が元の色へ戻ったという。いずれにせよ、神仏から演奏を請われるとは、音楽に携わる者として、最高の栄誉と言えよう。

【付言】自分の前で名人が演奏してくれなかったからといって、名人を前後不覚にした上、頭髪の色まで変えてしまうとは、いくら神様が偉いからといっても、あまりに酷な仕打ちだ。元正にしてみれば、一種の「有名税」みたいなものか。

くち――口

【語源】「クヒミチ（食路）」の略か。

【覚書】口は顔面で大きな比重を占めて目立つうえ、発音・会話という言語活動の一翼も担っている。そのためか、口を含むことわざや故事成語は非常に多い。「開いた口がふさがらない」「人の口に戸は立てられない」「口八丁手八丁」「良薬は口に苦し」「口は災いのもと」などなど。

【諺・慣用句】「開いた口へ牡丹餅」……運の良い時には、こちらが何もしなくても、幸運が向こうから勝手に転がり込んでくるものだという意味。

昔の日本人にとっては、牡丹餅がよほどのご馳走であったとみえる。牡丹餅を僥倖に見立てた「棚から牡丹餅」という言い回しはよく知られている。

なお、牡丹餅は、真ん中の餅を幾重にも包む餡（漉し餡）の形状が牡丹の花弁を思わせるので、この名がある。一方、おはぎ（萩餅）は、餡の中に見え隠れする小豆の粒を萩の花に見立てての命名である。すなわち、おはぎの餡は粒餡である。

ちなみに、開いた口へ飛び込んでくるのは、牡丹餅ばかりとは限らない。時には厄介なものも入ってくる。それが証拠に「病は口より入り、禍は口より出る」という。病気は口から摂った食物が原因で起こり、トラブルは口から出た言葉で起こるから注意しなさいという戒めである。

◎口から吐きだされた魚――「今昔物語集」巻第十一第二

高僧の行基が、ある池のほとりにさしかかった時のこと。

池では大勢の男たちが魚を捕って、その場で喰っていた。

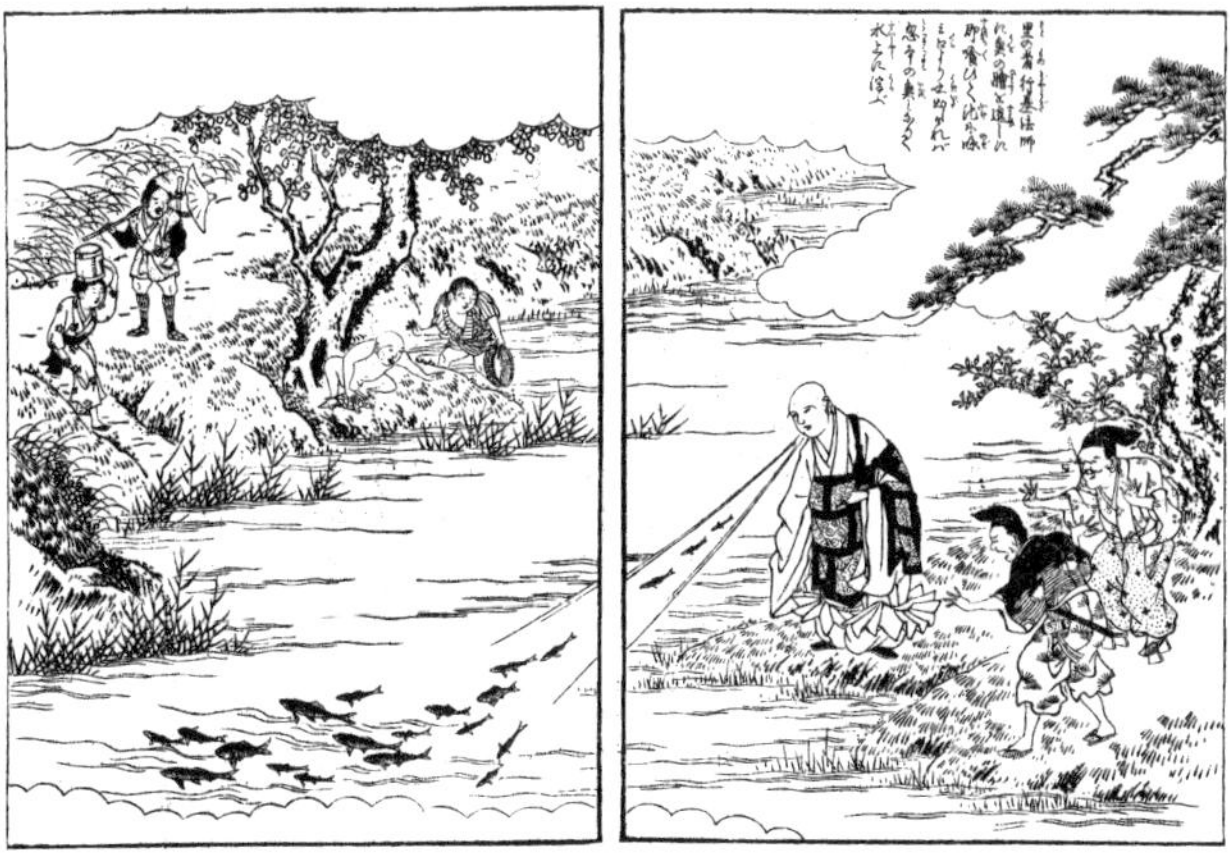

秋里籬島作、西村中和画「本朝年代記図会」(1802)に描かれた魚を吐く行基

すると、中のひとりが魚肉を差し出し、

「ほうれ、お坊さまもお食べなされ」

と言って、行基へ勧めた。

もちろん、「獣肉や魚肉を口にしてはいけない」という僧の戒律を知ったうえでの嫌がらせであった。

言われた行基は立ち止まり、勧められるがまま、魚肉を口の中へ放りこんだ。

そして、ややあって、口から吐き出した。

すると、吐き出された魚肉は元の小魚へ戻って、池の中へ泳いで消えて行った。

これを見た人たちはおおいに恐懼《きょうく》し、行基を深く敬うようになったという。


【付言】仏僧は酒をたしなまず、獣や魚の肉を口にしないのが本来なのだが、時代が下るにつれて戒律が緩み、檀家の者に見つからぬように、隠れて酒を飲み、刺身に舌鼓をうつ僧が増えていった。川柳や落語などには、そうしたけしからぬ僧が大勢登場する。

くちびる――唇

【語源】「クチヘラ（口辺）」の意か。

【覚書】下唇が分厚いことで知られる有名人は結構いる。イギリスのチャーチル首相、作家の松本清張、コメディアン・俳優のいかりや長介など。他方、唇は上下ふたつあるのに、上唇が分厚くて有名な人はほとんど思いつかないから不思議だ。ちなみに、分厚い上唇がトレードマークの魚は、スズキの仲間のシマタレクチベラ。

【諺・慣用句】「唇滅びて歯寒し」……利害関係が密接なものは、一方が滅びるともう片方も滅びてしまうことのたとえ。古い言い回しで、中国の『春秋左伝』『戦国策』などに載る。「唇亡歯寒《しんぼうしかん》」ともいう。『戦国策』の例で言えば、「いま攻撃を受けている趙（唇）が滅びたら、次に戦いの矛先が向かうのは韓・魏（歯）だ」という文脈で用いられた。

ちなみに、こうした故事を念頭に置いたのかどうかは分からないが、芭蕉には「物言へば唇寒し秋の風」（他人の短所をあげつらうな。己の長所を自慢するな）がある。

有名な句の割に作られた年代がはっきりしない。おそらく貞享元年から元禄年間ではないか。

◎唇が狙い目――「今昔物語集」巻第二十八第三十三

備後国での出来事。

ある日、海岸でいい歳をした大人数名が大きな亀を見つけて、わいわい言いながら、弄《もてあそ》んでいた。

やがて、いちばんのお調子者が亀を顔の高さまで掲げると、

「おお、こいつは、俺の別れた女房が飼っていた亀だ。女房がいなくなったらこいつの姿まで見えなくなって、俺はずいぶん心配していたのだ。よしよし、可愛いやつめ」

と言って、唇を突き出し、亀に口づけしようとした。

とその途端、亀はぐっと首を伸ばし、男の上下の唇にがっしり噛みついた。

もちろん男は痛くてたまらず、悲鳴を上げようとしたが、噛まれて両方の唇がくっついているので声も出せない。

驚いた仲間が、亀を引き離そうとして刀の峰で亀の甲を叩いたりしたが、それは逆効果で、

亀はますます強く唇に喰らいついて離さなかった。

すると業を煮やした中の一人が、すらりと抜いた刀で、亀の首をすっぱり切った。

からだは地面へ落ちたが、首から上だけになった亀はまだ離さない。

そこで、亀の口のすきまへ刀を差しこんで顎を外し、ようやく唇から引き離した。

と同時に、噛みつかれていた箇所からは、おびただしい量の血が噴き出した。

傷を蓮葉《はすは》の煮汁で洗うと血は止まったが、唇は大きく腫れあがって膿み、男はその後も長い間、病み苦しんだという。


【付言】「唇を亀に噛まれた馬鹿な男」という趣旨で書かれた笑話なのだが、男のその後の病状・病悩が深刻過ぎて、大笑いしにくい。ちょっとしたおふざけのせいで、大きな代償を払う羽目になった男が気の毒。

くび——首

【語源】「クビレ（縊）」の「レ」が略されたものか。

【覚書】東国で反乱を起こした平将門《たいらのまさかど》は、天慶三年（940）、朝廷が派遣した討伐軍に敗れ、首をはねられた。首は京へ運ばれて晒《さら》しものにされたが、怨念のゆえに首は死なず、東国に残された身体を捜すべく飛び去ったという。その首を祀ったのが、東京都千代田区の「首塚」だ。

【諺・慣用句】「親子は三界の首枷《くびかせ》」……親子はこの世限りではなく前世から後世まで続く深い関係であるという意味。「私の親で、子で、いてくれて有難う」というロマンティックな話ではなく、親子であることの因縁・宿縁への恨み節が聞こえてくる言い回しである。「子は三界の首枷」「子は厄介の首枷」という語にも同じようなニュアンスが感じられる。

なお、封建道徳は慣用句の世界をも色濃く染めており、「親子は一世、夫婦は二世、主従は三世」といわれた。主従の関係は、親子や夫婦の関係に勝る強い結びつきだと強調された。ただ、その一方で「陰では殿の首も切る」という物騒な表現もあった。「どんな人でも悪口は言われるものだから、陰口をいちいち気にする必要はない」という意味である。

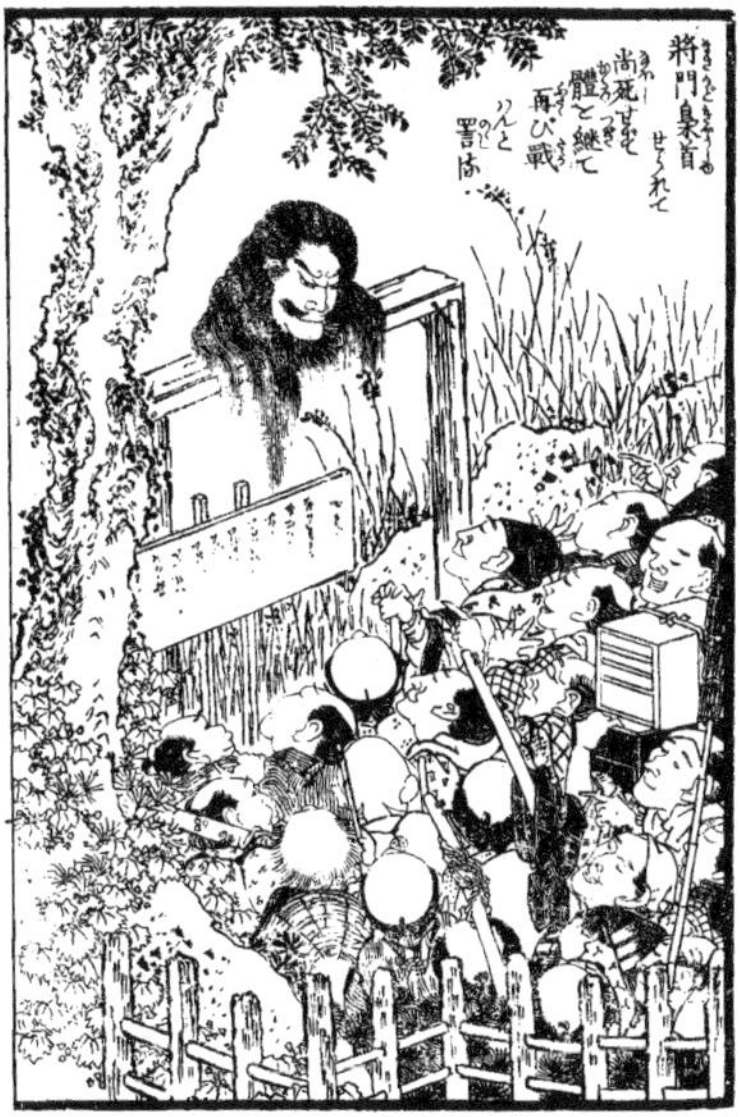
將門梟首せられて
尚死せずして
體と繼て
再び戰

中村定保輯録、柳川重信・北斎為一・玉蘭貞秀画「平将門退治図会」の〈将門梟首〉

◎首をはねられた男――「沙石集」巻第九ノ八

良馬に乗る男が、夜の野原で、数人に襲撃された。

馬から引きずり下ろされて縄をうたれた。

覚悟を決めて念仏を唱えるうちに、賊の刀が男の首に振り下ろされ、賊は、

「すっぱり斬ってやったわい」

と満足げにつぶやくと、馬を奪って逃げて行った。

ところが……。

斬られた男は地面に倒れていたが、やがてむっくり起き上がった。

あわてて首を触ってみたが、ちゃんと胴体にくっついている。

どうやら、頭頂のあたりを斬られたようだった。

夜の闇の中で賊が首を斬り損ね、それに気づかぬままに立ち去ったのだろう。

とにもかくにも、命は助かったのだった。

男は縄をうたれたまま、自分の主人のもとへ走って帰り、事情を話した。

賊の正体が、主人の知己の下人であることに、男は気づいていたのだった。

驚いた主人はさっそく、その知己にわけを話し、下人ふたりを厳しく詰問したところ、両人

とも罪を白状した。
そこで、ふたりは、翌朝、男を襲った同じ野原へ引き出されて、斬殺された。
因果応報とはこのことである。

【付言】振り下ろした刀が頭頂をかすめただけなら手ごたえもごく軽かったはずで、首を斬り落としたのではないことくらい分かりそうなものだ。それに気づかなかったところをみると、賊も相当あせっていた、あるいはびくついていたのだろう。男にしてみれば間一髪、奇跡の生還であった。

こえ——声

キコエ（聞こえ）」の「キ」が略されたものか。
【覚書】一般には、成人男性の方が成人女性よりも声が低い。なお、思春期の子どもの声が急に低くなる「声変わり」は、男児のことばかりが注目されるが、実は女児もこの時期を境に、若干だが声は低くなる。一方、老年期に入ると、女性の声はやや低くなり、男性は人によっては少し高くなることがある。

【諺・慣用句】「鶴の一声《ひとこえ》」……「議論百出で揉めても、結局、有力者のひと言ですべてが決まってしまう」という愚痴にも似た意味と、「優れた人物のひと言は値千金である」というポジティヴな意味の両様がある。正式には「鶴の一声、雀の千声《せんこえ》」というから、前者の意味の方が本来ではないか。

日本人は声というと鳥の鳴き声を連想することが多いらしく、鶴や雀の他には例えば「鶏鳴、暁《あかつき》を告げる」「雉も鳴かずば撃たれまい」などはよく耳にする成句だ。ちなみに、蕉門十哲のひとり、宝井其角には「あの声で蜥蜴《とかげ》食らうか時鳥《ほととぎす》」の詠句がある。「鳴き声が人の心を揺さぶる時鳥が蜥蜴を喰うとは意外だ。それと同じく、人間も見かけによらぬものと心せねばならない」という意味。

◎声の主はだれか――「今昔物語集」巻第十二第十二

旅の僧が、大井川の川辺を歩いていると、どこからともなく声がした。

「ここから出してくれ、ここから出してくれ」

僧があたりを見回したが、だれもいない。

それでも、ずっと声が聞こえるので、辺りをさんざん探してみたところ、声が砂の中から聞こえるのだと分かった。

僧は、

「もしや、人が生き埋めにされているのでは……」

と心配になり、大急ぎで声のするあたりを掘ってみた。

すると、土中から、薬師如来の木像が出てきた。

高さは六尺五寸で、両手が欠けていた。

僧は、

「どうしてこのようなお姿で、このような場所に埋まっておられたのかは分かりませんが、こうしてお目もじがかないましたのも、ご縁でございます。私が修理してさしあげようと存じます」

と言って、さっそくに喜捨をつのり、仏師を雇って両手を補修させ、寺を建て、薬師如来像を安置した。

この像の霊験は著しく、しばしば光を放って信者を驚かせた。

願えば必ずやかなえてくださるというので、大勢の人々が参拝に訪れるようになった。

ただ、どうして砂の中に埋まっていたのかは、結局、分からずじまいであった。

【付言】きつねにつままれたような話である。もともとどこに祀られていた仏像なのか、なぜ土中に埋まっていたのか、いままで無数の通行人がいたであろうに、なぜこの僧にだけ声が聞こえたのか、像の両手が欠けていたのはなぜか……。とにかく、わからないこと尽くしである。なお、土中にある時には光っていなかったのか、そこも気になるところ。

した——舌

【語源】意にシタガヒ（従い）自在に動くから、「シタ」か。

【覚書】むかしの子どもは、大人たちから「嘘をつくと、地獄で閻魔《えんま》さまに舌を抜かれるぞ」とおどされたものだった。閻魔はもともとインドの神で、天上世界から人間界を見下ろして、人間たちの言動を見張る立場だった。それがいつしか冥界の王に祭り上げられ、地獄に住むものとされた。ご本人はさぞかし不本意なことだろう。

【諺・慣用句】「一寸の舌に五尺の身を損ず」……ちょっとした失言や何気ない言

い間違いのせいで身を滅ぼしてしまうことのたとえ。現代日本人の平均身長に照らせば、身を五尺といっているのがご愛敬である。

日本人の国民性の故か、雄弁の効用を説く諺・慣用句は殆ど目立たず、「余計なことを言うな」「黙っている方が得策だぞ」と戒め、脅してくるような言い回しが非常に多い。類例は「口は善悪の門、舌は禍福の根」「舌の剣は命を絶つ」など枚挙に暇がなく、どれもおどろおどろしい。

そして、たまに雄弁な者に会うと「舌の長い者は大盗人」（話が巧みな者にろくな奴はいないから、油断するな）と評される始末である。これでは弁舌家が育ちにくいし、生きづらい。

グローバルな情報化社会の中で、「沈黙は金」がどの程度まで真理なのか、いま一度、考えてみる必要がある。

◎舌の生命力――「今昔物語集」巻第十三第十一

むかし、一叡《いちえい》という僧がいて、長年、熱心に法華経を読誦《どくじゅ》しつづけていた。

ある日、熊野参詣へ出かけた一叡が、山中で夜を明かそうとすると、どこからともなく、法華経の読誦の声が聞こえてきた。

いたってかぼそいが、いかにも尊い声であった。

「夜通し唱える者があるのだな」

と思って耳を傾けるうち、夜が明けた。

明るくなってきたので、さっそく辺りを歩き回って声の主を捜したが、だれの姿もない。

見つけたのは、一体の白骨だった。近づいてみると、骨は散乱せずに、きちんと全身がつながっていた。ただ、一面に苔がはびこっており、相当古いもののように見受けられた。

一叡が髑髏をよく見ると、口中に舌が残っていた。

驚いたことに、舌は腐るどころか赤く生々しくて、まるで生者の舌のようだった。

一叡は、

「昨夜の声の主はこの骸骨であったのか。それにしても、舌だけになっても経をよむとは、なんと尊いことだろう」

と涙ながらに手を合わせた。

そして、

「いま一度、あの読経を聴こう」

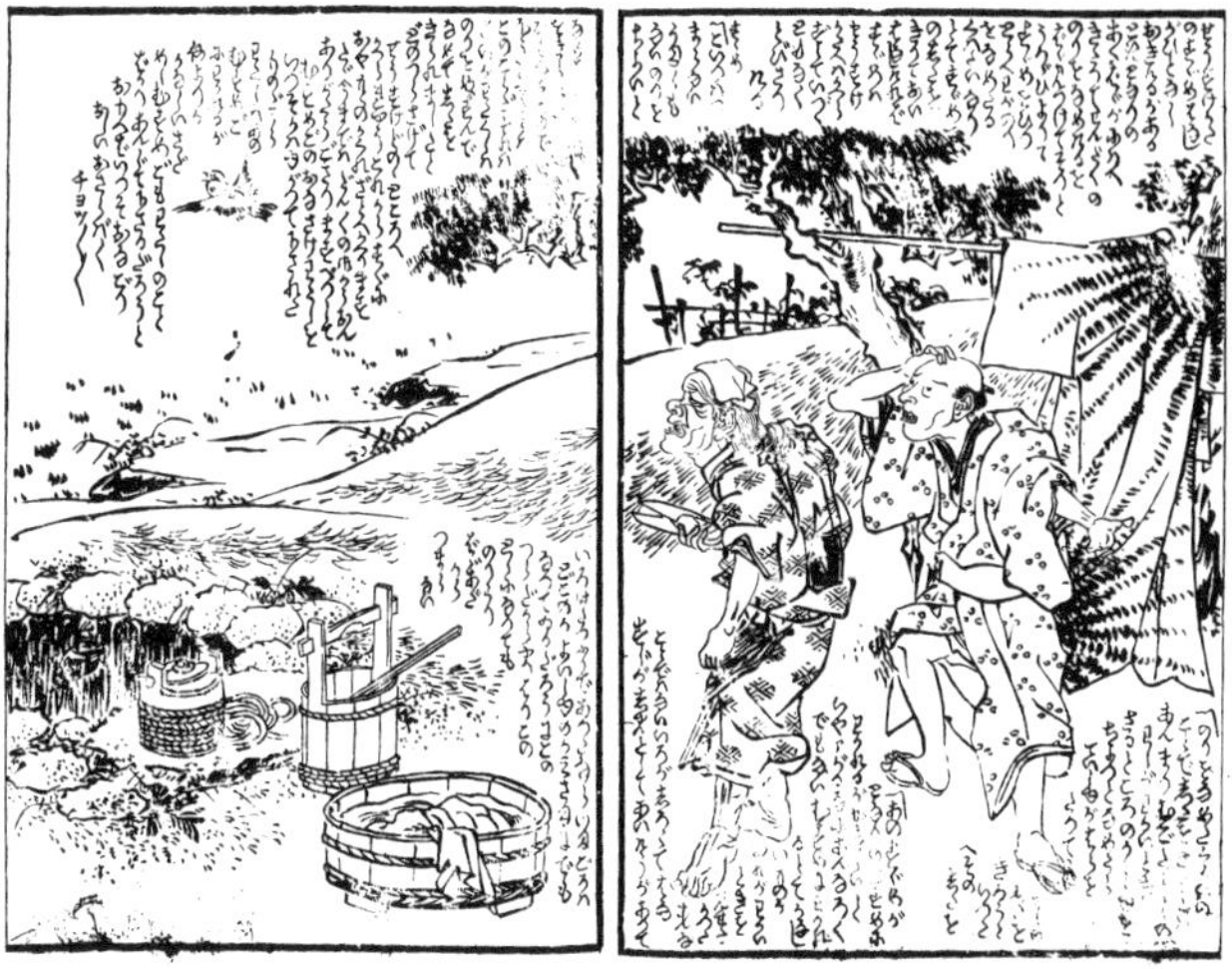

舌をめぐる物語の定番をアレンジした十返舎一九「昔噺舌截雀」の舌を切られた雀のシーン

と心に決めて、その地でもう一夜を明かした。

案の定、その晩も同じような読経の声が聞こえた。

翌朝、一叡は再び骸骨のところまで行き、

「どのようなご事情がありの御方なのか、どうか私に明かして下さいませ」

と願をかけて礼拝し、またその地へとどまった。

すると、その晩の夢にひとりの僧が現れて、こう告げた。

「わたしは、比叡山東塔の住僧、円善《えんぜん》と申します。仏道修行の途中、ここにさしかかった折、思わぬことで命を落としてしまいました。六万部の法華経を読誦しようとの誓願を立てておりましたのに、まだ半分しかよまぬうちに死んでしまったのです。そこで、残りをよむべく、こうしてこの地で読誦を続けてきました。おそらく今年じゅうにはよみ終わるでしょう。そのあかつきには、兜率天《とそってん》に生まれ変わり、弥勒菩薩様にお目にかかれるはずです」

目覚めた一叡はいま一度、骸骨に礼拝してから、熊野へ向かった。

翌年、一叡は例の場所を訪ねてみたが、例の骸骨はなかった。

「とはいえ、もしや、また声がするかも……」

と思って一夜を明かしたが、無駄であった。

一叡は、

「きっとあのお方は残りをよみ終え、兜率天へ転生なさったのだ」

と確信して、骸骨のあった場所で祈りを捧げてから、立ち去ったという。


【付言】髑髏の口中にうごめく赤い舌。美しくも妖しい光景が映画のワンシーンのように、読む者の眼前に浮かぶ。「どうせなら、法華経の功徳で、舌のみならず全身残らず腐らせずにおけなかったのか」とは、余計な詮索か。

つば――唾

【語源】唾《ツバ》は「ツバキ」ともいう。「ツバ」は口や唇の意、「キ」は汁をいうか。

【覚書】室町時代には「つは」「つはき」「つば」「つばき」「つわ」など、さまざまな語があったらしいが、次第に「つば」ないし「つばき」が優勢になったとされる。唾を吐く行為はしばしば相手への侮蔑《ぶべつ》を意味するので、昔の日本では「厠《かわや》で唾を吐くと厠神に祟られる」といわれた。

【諺・慣用句】「風に向かって唾す」……唾を吐くのは、相手に対する侮蔑や嫌悪をあらわす行為。吹き来る風に唾を吐いたところで、吹き返されて自分にかかることから、他人を痛い目に遭わせようと画策して、図らずも自分が痛い目をみてしまうという意味である。類義語に「自業自得」「天に唾する」などがある。

ちなみに、「唾で矢を矧《は》ぐ」とは「矢竹に羽を付けて矢を作る（矧ぐ）のに、本来の膠《にかわ》を使わずに唾で済ませること」すなわち「手を抜いていい加減な仕事をすること」を意味する。ここでの「唾」は「膠の代用にもならない、その場しのぎの物」と捉えられているが、一方で「唾」が、民俗上、一種の呪力・霊力を具えたものとされる場合もある。

典型例は、豪傑・俵藤太による三上山の大百足退治譚であろう。琵琶湖の龍王からの依頼で、助太刀に乗り出した藤太は、迫り来る大百足に二度射掛けたが、外皮が硬くて矢が刺さらない。最後の一本の矢に望みをかける藤太は、神仏の加護を祈念しつつ、鏃《やじり》に唾を塗って射た。すると、今度は、矢が大百足の額に突き通り、見事、退治することが出来たという。

◎唾はどんなにおいか――「古今著聞集」巻第二

傑僧、明恵は、弟子十数人を引き連れて天竺へ渡り、釈迦の足跡をたどろうと思い定めていた。

そんな折、奈良の春日大明神に挨拶をしておこうと思って参詣したところ、六十頭もの鹿が膝を折って地に伏し、明恵を礼拝した。

その後、紀伊国の生地の村を訪れたところ、明恵の伯母が突然、神がかりとなって春日大明神の託宣を明恵へ伝えた。

「我は仏法守護のため、神の姿でこの国へ降臨した。にもかかわらず、汝はこの国を捨てて、いったいどこへ向かおうというのか」

ところが明恵は、

「あなたさまが本当に春日大明神でいらっしゃるのかどうか、私にはまだ確信が持てません。もしも真の神であらせられるのなら、なにか霊験をお示し下さい」

と言った。

すると大明神は、

「我を疑うとは何事か。汝が我が社を訪れた折、六十頭の鹿たちが膝を折って礼拝したのを覚えておろう。あれは、汝の六尺ほど頭上に我が姿を現わして離れなかった故だ。鹿たちは我を敬っていたのだぞ」

と答えた。

しかし、明恵はまだ納得しない。そして、

「鹿の件はたしかに憶えております。とはいうものの、まだ心底からは信じられません。他の霊験もお示し頂けませんか」

と食い下がった。

これを聞くや、春日大明神がのりうつった伯母はぱっと飛び上がると、頭上の梁《はり》に尻をかけて座った。

その顔色は瑠璃のように青く透き通っており、口からは白い唾《つば》を垂らしていた。不思議なことに、その唾からはこの上もない芳香が漂ってきた。

これを見て明恵はようやく真の春日大明神の霊と納得し、礼拝した。

明恵は言った。

「私は長年、華厳経を学び、読誦《どくじゅ》しておりますが、不審な点がたくさんございます。この機会にご教示頂くわけには参りませんか」

すると春日大明神が応諾してくれたので、明恵はさっそく筆や紙を取り出して日ごろの疑問

「春日権現験記絵巻」(1309)に
描かれた明恵の前で膝を折る鹿たち

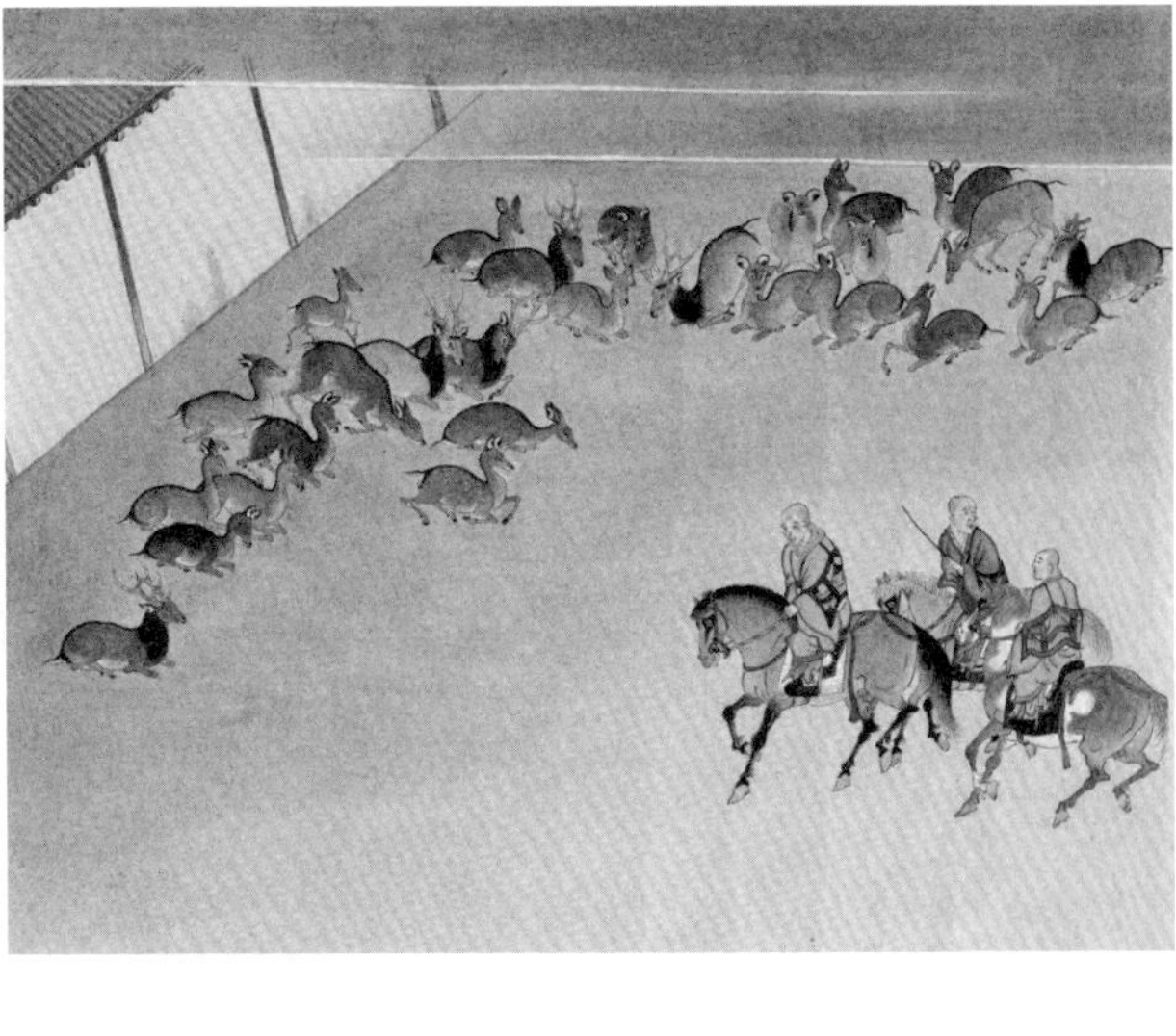

点を書き連ねて、質問していった。

春日大明神はそれらにひとつひとつ答えてくれた。

明恵は感涙にむせび、天竺渡航も思い止まることにした。

ところで、例の唾の芳香は、近郷まで漂い広がったので、大勢の人たちが、

「いったいこの香りは何だ?」

といって集まってきて、梁の上にいる明恵の伯母を拝み尊んだ。三日の間は梁から降りずに座っていたという。

まことに不可思議な出来事であった。


【付言】「伯母に春日大明神が憑いた」というところまではいいとして、「唾が芳香を放った」という箇所は、現代人にはさすがに共感しにくいだろうと思う。時代が下るにつれて、唾のマイナスイメージが拡大していったのだろうか。

なみだ——涙

【語源】目から出た水分が「ナミタツ（波立）」から、「ナミダ」か。

【覚書】涙は九八パーセントが水分。残りの成分はタンパク質など。弱アルカリ性。涙を流して泣く生きものは、人間だけであると言われる。なお、涙の分泌量が減ったりして目が乾く症状をドライアイといい、パソコン使用などで目を酷使する現代において、罹患する人が増えている。

【諺・慣用句】「傾城《けいせい》の空涙《そらなみだ》」……傾城（遊女）に誠はあり得ず、かりに遊客の前で涙を流したとしても、それは男をだますウソ泣きだろうという意味。

こうした慣用句が生まれるまでに、いかに多くの野暮天が遊女たちの手練手管に翻弄され、なけなしのカネを吸い取られたことか、考えただけで怖ろしい。他に「女郎の誠と玉子の四角、あれば晦《みそか》に月も出る」という語呂の良い言い回しもあり、これなどは長唄の詞章にもなっている。

なお、涙は流す人の心理状態（ウソかマコトか）も勿論大切だが、より即物的には、目から実際に流れ出る量も問題である。

「栃ほどの涙」（直径三センチほどもある栃の実を思わせる大粒の涙）があるかと思うと、ほんのわずかな「雀の涙」もある。

仮に、少量なのをより強調したい場合には、雀を通り超えて蚊を引き合いに出し、「蚤の小便、蚊の涙」という。蚊の涙とは、よくぞ思いついたものだ。

◎涙に暮れた馬――「古今著聞集」巻第二十

永延元年（987）五月、右近の馬場では、競馬《くらべうま》五番が行われた。

三番目の勝負では、下野公里が甲斐産の七歳馬、三宅忠正が同じ甲斐産の九歳馬に乗って競い、公里が五尺ほどの差をつけて勝ちをおさめた。

翌朝。

負けた九歳馬は、病気でもないのに、目に涙を浮かべてほどなく死んだ。

獣ながら、敗れたのを気に病んでのことだろう。

不思議なことである。

【付言】「動物も泣くのか」「動物も笑うのか」という問いは、「動物に感情はあるのか」という難問でもあり、研究者たちが長年、頭を悩ませている。この話の九歳馬も、負けたのがくやしくて涙ながらに死んだのではなく、単純な急死（病死）

だったのかも知れない。

のど──喉

【語源】「ノ」は「呑《ノ》む《ム》」、「ト」は「門《ト》」の意で、「ノムト（ノムド）」が縮約して「ノド」になったか。

【覚書】喉の痛みが長引いているにもかかわらず、「風邪だろう」と勝手に思いこんで放置する人が少なくない。しかし、別の病気が原因であるかも知れず、油断は禁物である。声帯ポリープ、咽頭がん、気管支拡張症などの可能性もあるし、食物アレルギーのせいで喉が痛くなることもある。

【諺・慣用句】「美味も喉三寸《のどさんずん》」……世のグルメブームに冷水を浴びせるような慣用句である。食べ物の味を小難しく、あれこれ云々してみたところで、所詮、飲み込んで胃の腑に収まってしまえば同じだという意味。「顔の美醜は皮一枚」という言い回しにも共通する、どこか突き放したような、醒めた人生観が窺える。

ちなみに、喉と食べ物の関係でいえば「喉元過ぎれば熱さを忘れる」という慣用句も有名。大きな苦しみも、その時が過ぎて時間が経つと忘れてしまうという意味。「人間というのは、懲りない生きものなのだ」という揶揄の意味で使われることが多いが、人間は「忘れる」という能力があればこそ逞しく生きていけるとも言えるから、人間の習性に関する自虐もほどほどにしておいた方が良い。

◎喉に刺さったもの——「今昔物語集」巻第二十第三十四

某寺の別当は代々、妻帯の僧であり、今の別当は浄覚《じょうがく》という破戒僧だった。

ある夜、浄覚の夢枕に、亡くなった父親が立ち、こう告げた。

「わしは仏の供物を流用した罪の報いを受け、今や鯰に生まれ変わって、この寺の瓦の下に押し込められている。暗く狭い場所で水も少なく、苦しくて仕方がない。

ところで、お前に伝えたいことがある。

あさっての午後、この辺りには大風が吹き、寺の堂舎は倒れてしまうだろう。そうなれば、わしは地面に投げ出されてしまう。

さあ、ここからが問題じゃ。地面を這うわしを村の子どもたちが見つけたら、きっとなぶり殺しにするに違いない。

そこでお前に頼みというのは、子どもたちに見つかる前にわしを拾い上げ、川へ逃がしてもらいたいのだ。頼むぞ」

そこで目が覚めた浄覚は、夢の内容を妻へ話したが、妻は半信半疑だった。

さて、翌々日。

予言通り、大風が吹き荒れて、寺の堂舎は倒壊した。

おかげで、屋根裏の水たまりに棲んでいたたくさんの魚たちが地面へ投げ出された。

村人たちは大喜びで桶を片手に駆けつけ、魚を奪いあうようにして拾い上げていた。

と、ふと見ると、三尺ほどもある大鯰が地面の上でごそごそうごめいていた
これぞ、夢にあった亡父の化身であろう。

ところが……。

浄覚は元々、強欲非道な男であったので、夢のお告げのことなどどうでもよくなり、ただこの丸々と肥えた大鯰を他人に取られたくない一心で、長い鉄の杖を鯰の頭に突き立てた。

そうして逃げられないようにしておいて、息子に向かって、

「おおい、こいつを早く捕まえろ」

と叫んだ。

言われた息子は駆け寄って、鯰を捕らえようとしたが、まだ子どもであまり力がないので、大鯰をしっかり押さえることが出来ない。

見かねた浄覚は、草刈鎌で鯰のえらを掻《か》き切って殺し、蔦《つた》に通した上で、捕まえた他の魚と一緒に桶へ入れた。桶は下女に運ばせて、屋敷へ持ち帰った。

妻は桶の中を見て驚き、

「ひょっとしてこの鯰は、あなたが夢にみたというお父様の化身なのでは？　それをどうして殺してしまったの？」

と責めたが、浄覚は、

「俺が殺さなくったって、どのみち近所の餓鬼どもに殺されていたさ。どうせ命を落とすのなら、他人の手にかかるより、実の息子に引導を渡してもらった方が幸せというものさ。何も気にすることはない。

そうだ、いまから俺がこの鯰を料理してやろう。息子の家族の胃袋におさまったら、親父もきっと喜ぶだろうよ」

といって、まったく取り合わなかった。

そして、その言葉どおり、みずから鯰をぶつ切りにして鍋へ入れ、家族みんなで鍋を囲んだ。

浄覚は鯰の肉をほおばりながら、

「なぜだか知らんが、今日の鯰の肉は、いつもより美味く感じるな。親父の肉だから美味いのかな」

などと言って上機嫌であったが、食事が進むうち、突然、

「ぐえっ、ぐえっ」

と吐きむせて、悶え苦しみ始めた。

どうやら、鯰の骨が喉に刺さったらしい。

吐き出そうと何度試みても、骨は取れない。

そうこうするうちに、浄覚は死んでしまった。

妻子は気味悪がって、鯰料理を口にするのをやめてしまった。

このことを聞いた人々は、

「自業自得だ。いまごろ悪道に堕ちて苦しんでいることだろう」

と噂しあった。


【付言】「どうせ殺される運命ならば、他人の手にかかるよりも実の息子に殺され

た方がマシ」とは大胆な論理だ。聞くやいなや「なにを馬鹿な屁理屈を言っている」と皆は呆れるだろうが、よくよく考えてみると、全否定しづらい気もする。恐ろしいことだ。

は——歯

【語源】「ハム（食む）」の縮約で「ハ」か。

【覚書】人間の歯は三層（エナメル質、象牙質、歯髄）からなる。エナメル質は人体で最も硬い。象牙質には細かい神経が通る。歯髄には血管や神経が詰まっている。なお、私たちが鏡で見ている自分の歯の色は、エナメル質を透して見えている象牙質の色である。従って、歯の表面をいくら磨いても、歯は白くならない。

【諺・慣用句】「大食いは自分の歯で墓穴を掘る」……「大食漢は長生き出来ない」という意味。類義語に「腹八分に医者要らず」がある。

ところで、現在、歯科関係者を中心に「８０２０（ハチマルニマル）運動」が展開されているのをご存じか。何でも美味しく自分の歯で食べて長く健康を保つため、

「八〇歳になっても自分の歯を最低でも二〇本以上は残せるように、日ごろから歯や歯ぐきを手入れしよう」という啓蒙活動だ。

食事と歯の関連は深い。歯や歯ぐきのコンディションが悪いと、食べたい食品が食べられなくなり、栄養のバランスが偏ったり、体調を崩したりする。

ちなみに、永久歯の本数は、親知らず四本を加えると全部で三二本。しかし、親知らずは人によって生えてこなかったり、生えてきても歯並びの関係で抜いてしまったりするので、本数は二八〜三二本ということになる。

歯の本数と食べられるものを挙げておこう。

一八本〜三二本：沢庵、スルメイカ、フランスパンなど。

六本〜一七本：煎餅、蓮根、蒲鉾など。

零本〜五本：うどん、バナナなど。

二〇本以上あれば、普段、不自由なく食事が出来るとのこと。高齢に至るまで、二〇本以上の維持を目指そう。

◎歯を抜く値段——「沙石集」巻第八ノ五

むかし、奈良に、銭を取って歯を抜くのを商売にする唐人がいた。銭二文を払うと、虫歯一本を抜いてくれた。

さて、ある時、ケチで有名な某が虫歯にかかった。

さっそく唐人に抜いてもらおうと思ったが、銭二文を払うのがなんとも惜しい。

そこで唐人に、

「わしだけ特別に、銭一文で抜いて下さらんか」

と頼みこんだ。

唐人からすれば、わずか一文のことなので、言われた通りまけてやってもよかったのだが、その一文すら惜しんで値切ってくる某の根性が癪《しゃく》にさわったので、

「銭二文を払わないのなら、絶対に抜いてやらない。さっさと帰ってくれ」

と突っぱねた。

「そこをなんとか……」

「いいや、駄目だ」

とふたりはけっこう長い時間言い争っていたが、唐人に譲歩する気持ちがまったくないと看

写本「病草紙」より
〈歯の揺らぐ男〉

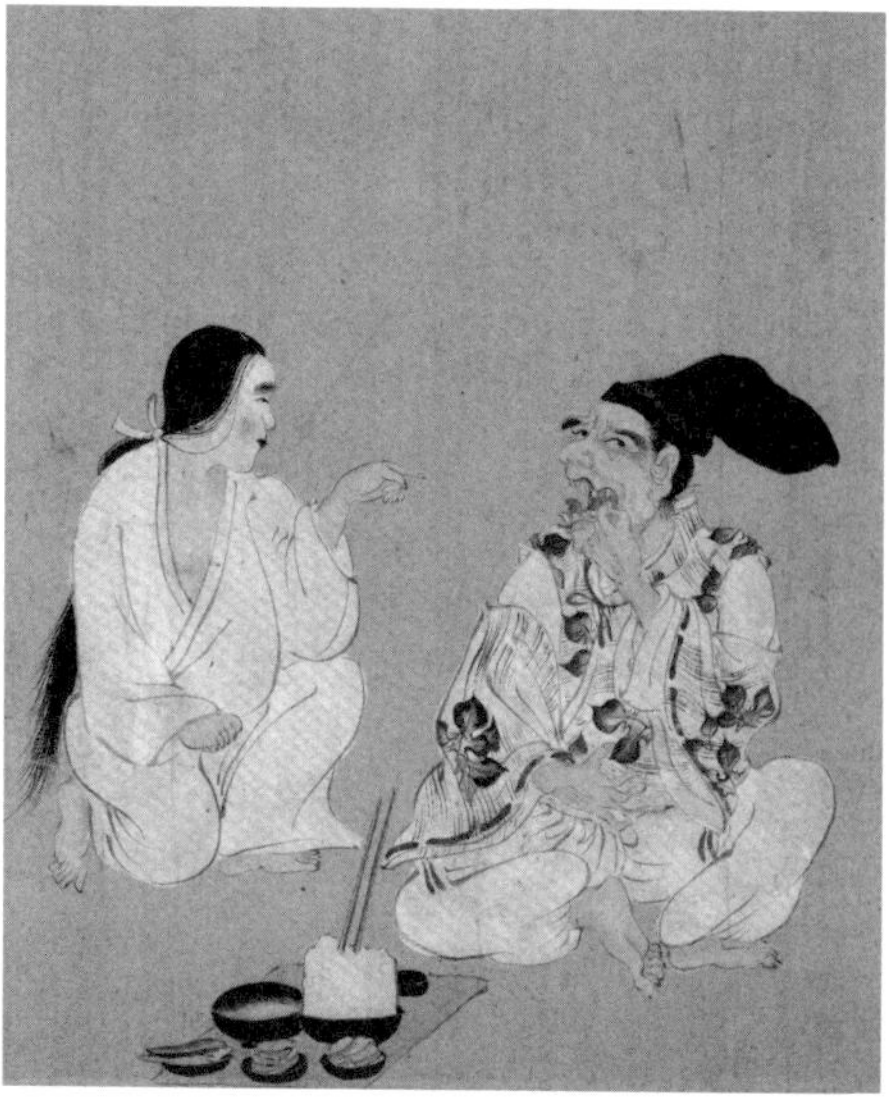

てとった某は、

「では、三文払うから、二本抜いて下され」

と頼んだ。

そして、虫歯一本と健康な歯一本の計二本を抜いてもらい、三文支払って、

「やれやれ、得した、得した」

とほくそえんで、帰って行ったという。


【付言】某のドケチぶりに呆れ、あざ笑うのが、この笑話の本来の趣旨なのだろうが、肝心の某が「オレは得したぞ」と喜んで帰って行ったのだから、それはそれで「めでたしめでたし」であると言えなくもない。

はな――鼻

【語源】「ハナ（端）」の意か。

【覚書】鼻と耳は耳管という管でつながっている。耳管は平常時は閉じているが、

あくびをしたり、何かの拍子に大口を開けたりして喉の形が変わると、それに引っ張られて耳管が少し開いてしまう場合がある。だから、もしもその時にタバコの煙を鼻から吸えば、煙は中耳まで達することになる。

【諺・慣用句】「卵に目鼻」……クレオパトラの鼻が本当に高かったのかどうかはともかく、人の美醜を決めるのに大きな影響を与えるのが目と鼻だ。目は二つあって輝き、キョロキョロ動いて注意を引くし、鼻は鼻で顔の中央に位置して立体的な形状なので否が応でも目立つ。

ただ、「いやいや、まずは色白かどうかが問題で、目鼻はとにかくついていればよい」という考えもあって、その典型が「卵に目鼻」である。「卵に目鼻をつけたように、色が白くて愛くるしい顔立ち」を指す。

その逆は「炭団《たどん》に目鼻」。まるで黒い炭団に目鼻をつけたような、醜い顔立ちをいう。ちなみに炭団とは、木炭や石炭をボール状に練り固めた燃料のこと。

ところで、色白か色黒かは別にして、痩せている男性の評言に「箸に目鼻をつけても男は男」がある。「痩せっぽちでどんなに弱そうに見えても、やはり男だけのことはあって、いざとなると頼りになる。だから普段から敬意をもって付き合いなさい」という意味だ。

◎鼻の穴騒動——「沙石集」巻第九ノ十七

ある時、ひとりの尼が都から田舎の寺へ下ってきた。

都からお連れした金色の仏像を本尊と定め、以前から寺にあった仏像とならべて安置していた。

ある日のこと。

信者の一人が、この仏像に香華《こうげ》を手向けて帰ったのを見て、尼は思った。

「せっかく私のご本尊のために香を焚いてくれたのに、このままにしておくと煙が堂内に散ってしまい、他の仏像に取られてしまう。煙が私のご本尊にだけ行くようにしないと……」

そこで尼は、長い竹筒を用意すると、片方の端を香炉の蓋へねじ込み、もう片方の端をご本尊の鼻の穴へさし込んだ。

これにより、確かに煙は残らず本尊へ行くようになったが、金箔を貼った本尊の鼻は漆を塗ったように真っ黒になり、顔のあたりがもうもうと煙って、せっかくの美しい姿が台無しになってしまった。

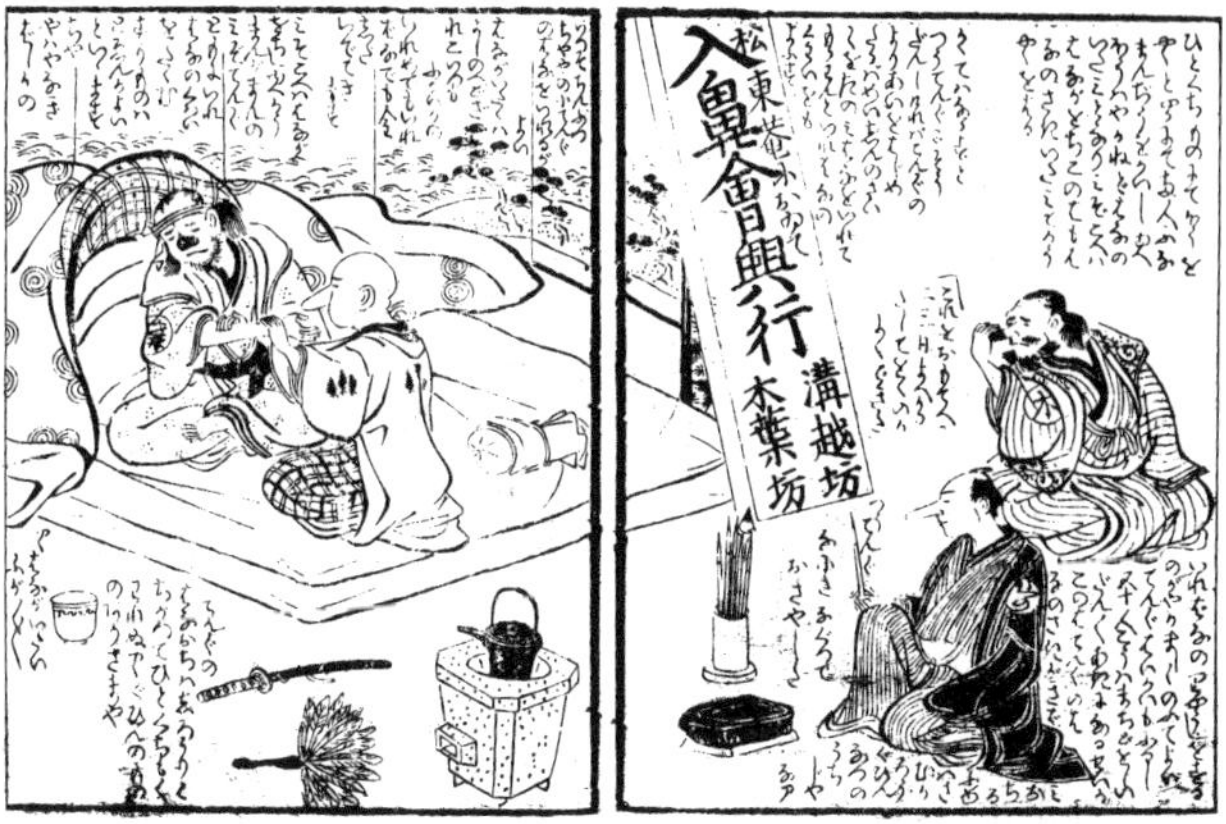

烏亭焉馬
「天狗礫鼻江戸子」より
〈入鼻会興行〉

さて、しばらくすると、尼は亡くなり、別の場所で女児として転生した。顔かたちは美しかったが、鼻の穴が真っ黒で、さながら墨のようだったという。

【付言】なによりあわれなのは、女児だ。尼の所業の報いで、鼻の穴が真っ黒。終生、それを他人にあざ笑われながら生きていかなければならない。仏罰を生前の尼だけにとどめておけなかったのか。疑問が残る。

ひたい——額

【語源】広く平らかという意味の「ヒタヒラ（直平）」の意か。

【覚書】最近でこそすたれているが、むかしの日本では、新生児が地域の氏神様にお参りする際、親が額に「大」「小」「犬」などの文字を紅《べに》で書く風習があった。子どもが無事に成長し、健康で長生きすることを祈願する意味が込められている。地域によっては紅でなく竈《かまど》の煤《すす》で書いたという。

【諺・慣用句】「猫の額」……非常に狭いことのたとえ。土地や部屋のサイズを評して言うことが多い。顔面積に占める額の割合を厳密に比較したわけではないが、確かに猫の額は、他の獣に対比して、狭いようにも思える。ただ、あまりあげつらうと、全国の愛猫家の人たちの吊るし上げに遭いそうだから、これ以上は詮索しない。

ちなみに、「猫の額」は慣用句の世界では人気の語らしく、他にも「猫の額にある物を二十日鼠が念がける」(実力のない者が、分不相応な大望を抱く)、「猫の額に鰹節」(いつまちがいが起きてもおかしくない状態)などがある。

◎**額を割って出てきたもの**——「**宇治拾遺物語**」**巻第九**

むかし、中国に宝志和尚《ほうしおしょう》という聖《ひじり》がいた。

帝は絵師に宝志の肖像画を描かせるようと思い立ったが、一人に任せて描き違えが起こっても困るので、三名の絵師に命じて、各々が別々に宝志を描くように言い含めた。

勅命を受けた三人は、さっそく宝志の元へ行き、事情を話した。

宝志は、

「ならば、しばらくお待ち下され」

と言って一旦退出し、法衣《ほうえ》の装束を身にまとって再び現れた。

そこで三人がそれぞれに絹を広げ、いままさに描き始めようとした時、宝志は急に、

「少々お待ちあれ。せっかくですから、私の本当の姿を描いて頂くのが宜しかろうと思います」

と言い出した。

三人がきょとんとして、筆を止めたまま宝志の顔を見ていると、宝志は親指の爪で自分の額を縦に裂いて、両手で皮を左右へ引きのけた。

すると、中から金色に光り輝く菩薩の顔が現れ出《い》でた。

一人の絵師の目には、それは十一面観音の顔に見えた。別の絵師には聖観音《しょうかんのん》に見えた。

ともかくも、三人は自分の目に見えたままを正直に描いた。

さて、三人が絵を持ち帰り、帝へ見せて事情を話したところ、帝は驚愕して、宝志の元へ使者を立てた。しかし、宝志の姿はかき消すように見えなくなっていた。

このことを耳にして、人々は、

「宝志和尚はやはり只者《ただもの》ではなかったのだ」

と噂しあったという。

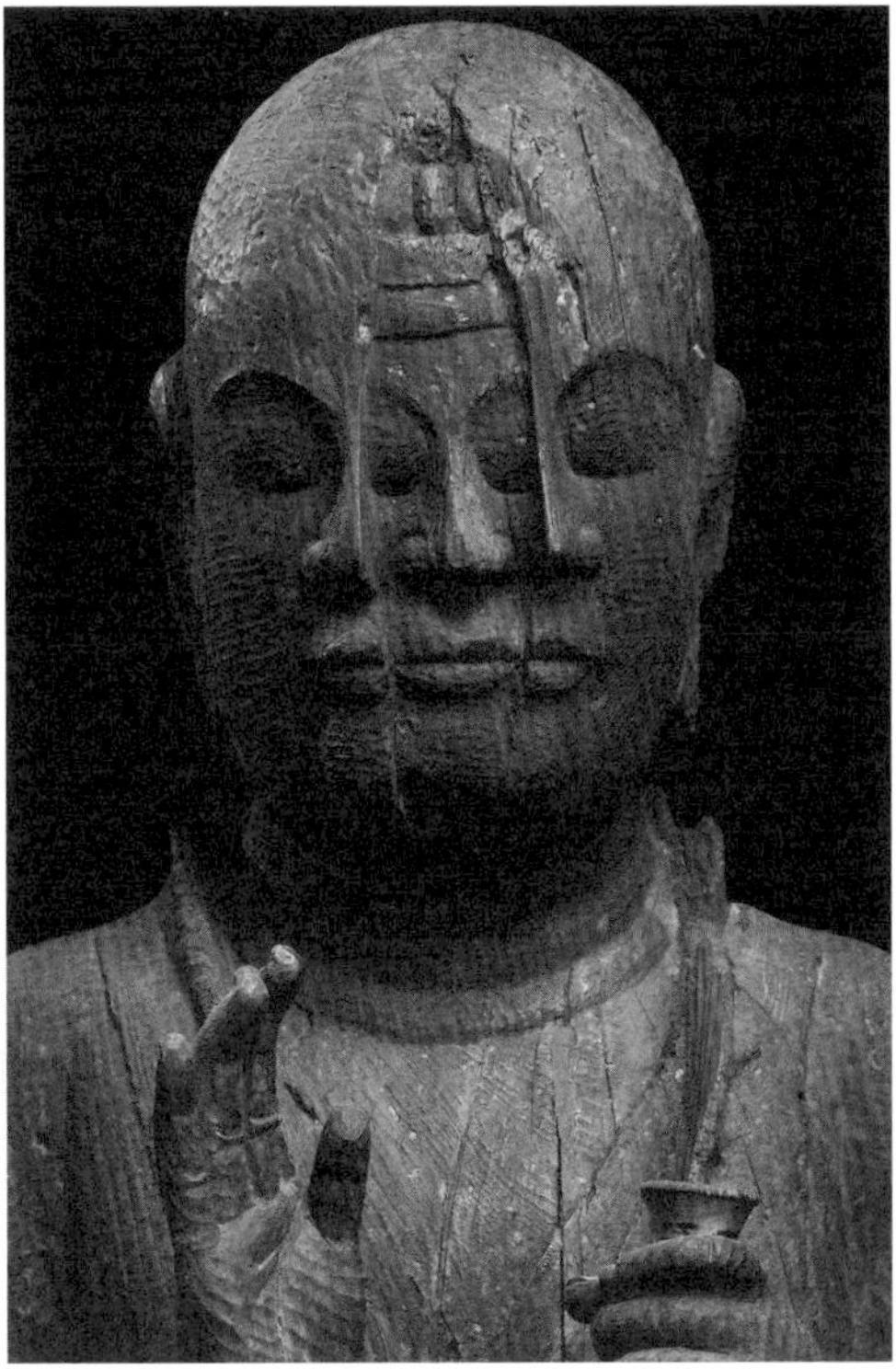

「宝誌和尚立像」
（平安時代・西往寺）

【付言】観音は衆生を救うために、多くの姿に変化《へんげ》する。それらは「六観音」と呼ばれ、この話に出てくる十一面観音、聖観音のほかに、如意輪観音、不空羂索《けんさく》観音、千手観音、馬頭観音がある。

ほお——頬

【語源】「ホオ」は、古くは「ホホ」という。口中に物を「ホホム（含む）」から「ホホ」か。

【覚書】哺乳類の両頬の内側にある袋を、「頬袋《ほおぶくろ》」という。口に入れた食べ物を一時的に貯めておくことが出来る。手で持って運ぶ代わりにここへ入れておく場合もある。有名なのは、リスやサル。たとえばニホンザルの場合、片側の頬袋にリンゴ一個が余裕で収まるのだという。

【諺・慣用句】「意地《いじ》張《ば》るより頬張れ」……「つまらぬ意地を張って空腹を我慢するよりも、他人にどう思われようと腹を満たした方が得策だ」という意味。清貧とは真逆の発想である。

類義語に「義理《ぎり》張《ば》るより頬張れ」（妙に義理立てをして辛い思いをするよりも、先方にどう思われようと、ひとまず楽をするに越したことはない）がある。

あくまで清貧に徹し、貧窮にあえぎながらも世人の尊敬を集める生き方は確かに美しいが、その過程で家族・親族・友人などが本人に代わって多大の負担を強いられる場合もある。何が正解か、決するのは難しい。

◎頬が腫れているのはなぜ？――「沙石集」巻第三ノ二

ある男が、某家へ婿入りした。

さまざまにもてなされ、豪華な料理を勧められたが、賢く奥ゆかしい婿を演じ、ほとんどなにも口にしなかった。

しかし、それでは当然、腹が減る。

というわけで、妻が中座したのをこれ幸いとばかりに、飯を口いっぱいに頬ばった。そして、さあ飲みこもうと思った時、折悪しく妻が席へ戻ってきた。

男は飲みこむに飲みこめず、あせりと恥ずかしさで顔を赤らめて座っていた。

妻はこれを見て驚き、

「さきほどとは打って変わって、頬が腫れているように見えるわ。いったいどうなさったの？」

と訊ねるが、婿は口の中が飯でふさがっていて、しゃべることも出来ず、情けなさで顔がいっそう赤くなった。

妻はてっきり夫の頬に大きな腫れものが出来たのだと思いこみ、慌てて父母を呼んで来た。

父母が見て、

「こりゃあ、大変だ。重症だ」

と騒ぐうち、聞きつけた近所の連中も、

「婿殿が頬の腫れものをわずらって四苦八苦しているらしいぞ」

と早合点して、がやがや見舞いに来る仕儀となった。

そうこうするうち、だれかが医者を連れて来たのだが、これがどうしようもない藪医者で、婿の頬を見るなり、

「ううむ、これは相当の重症ですな。すぐに治療せねばおおごとになりますぞ」などといい加減な見立てをして、大きな火針《ひばり》を真っ赤になるまで熱するや、男の頬へずぶりと突き刺した。

すると、頬は破れ、中からぽろぽろと飯粒がこぼれ落ちた。

こうして皆に秘密がばれた。婿が大恥をかいたことは言うまでもなかった。

【付言】頬に刺した針の穴から飯粒がこぼれ落ちたくらいだから、口中によほどぎっしり飯粒が詰まっていたのだろう。それにしても、男の頬にはかなり大きな穴が開いたものとみえる。気の毒千万。

みみ——耳

【語源】左右にひとつずつあり互いに似ているという意味の「ニニ（似似）」が転じたか。

【覚書】耳の中に小虫が入った場合。むやみに指や耳かき棒を突っ込むのは、虫を耳の奥へ押しやることになり、逆効果である。また、いたずらに刺激すると、虫が興奮して狭い耳の中で暴れたり、耳の内部を噛んだり刺したりするかも知れない。そんな時はペンライトで中を照らそう。光につられて出て来ることが多い。

【諺・慣用句】「石に耳あり」……秘密はどんなに注意していても外部へ洩れてしまうものだという意味。

外へ洩れてはいけないのが秘密なのに、不思議なことに人間は、部外者に聴かれることをむしろ期待しているかのようだ。それが証拠に、秘密の洩れやすさを強調する慣用句はどことなく深刻さを欠き、「まあ、しょうがないよね」という諦念がうっすら漂っているように思える。類句には、「徳利に口あり、鍋に耳あり」や、お馴染みの「壁に耳あり、障子に目あり」がある。

なお、「後《うしろ》の目、壁の耳」になると、秘密は秘密でも、単なる内緒話の次元を超えて悪事のニュアンスが強く、「知らないうちに悪事が露見してしまうこと」をいう。「藪に目」も同趣旨か。

◎耳の穴の秘密――「沙石集」巻第二ノ八

むかし、天竺では、僧が人間の髑髏を売っていた。

買い手は、銅の箸を髑髏の耳の穴へ刺して品定めをした。

深く刺さるものには大金をはたく一方、全く通らないものには一銭も払わなかった。

ある人がそのわけを訊ねたところ、

「生前に仏法によく耳を傾けていた者は、耳の穴が深い。わずかしか聴かなかった者は、穴が浅い。全く聴かなかった者の耳には箸が刺さらない」

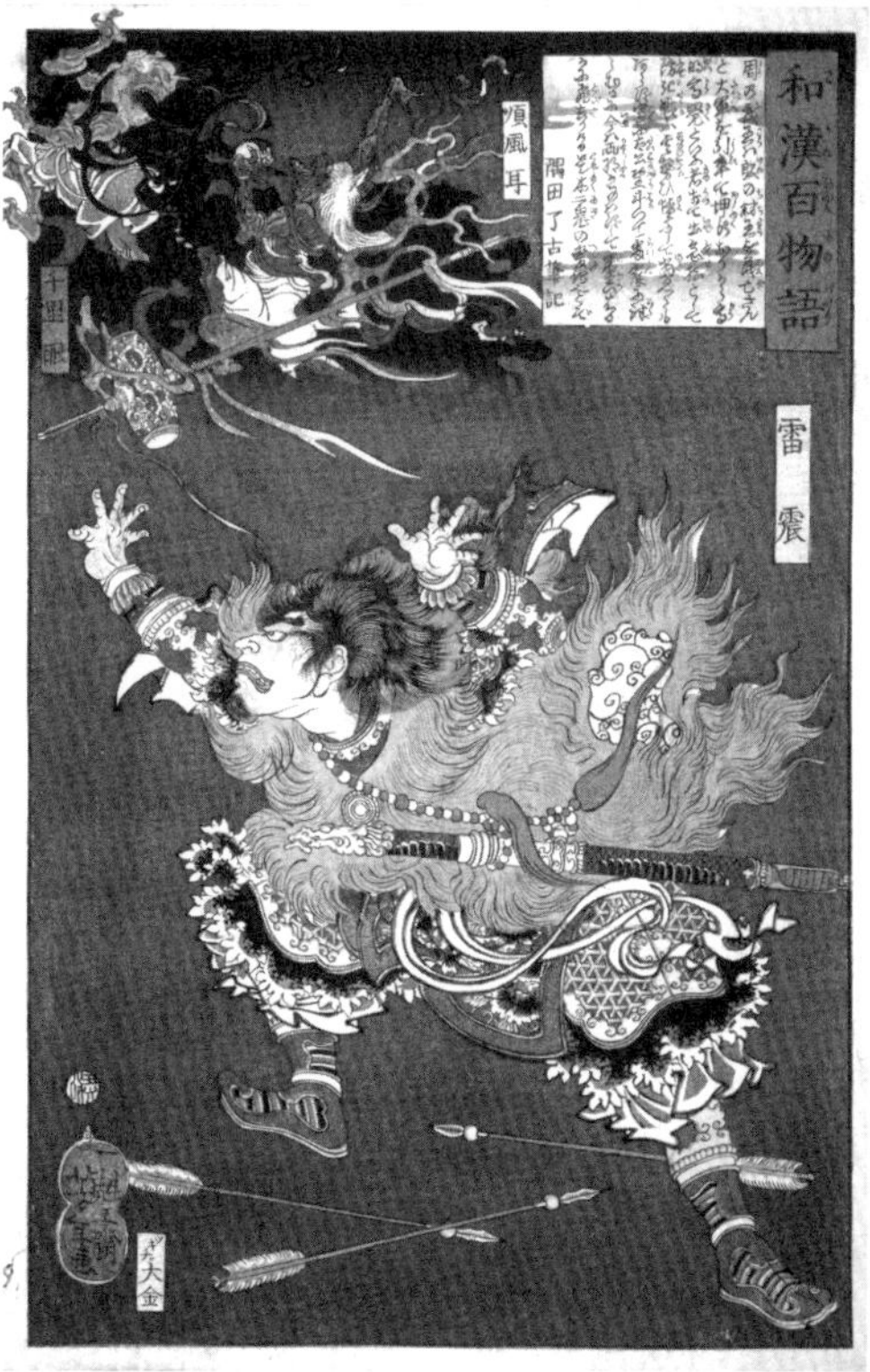

一魁斎芳年
「和漢百物語 雷震・順風耳・千里眼」（1865）。順風耳はは千里眼の相棒で、世の中のすべてを聞く耳を持っているとされる

という答えが返ってきた。

生前に仏法を聴いた髑髏を買い入れ、塔を建ててそれを供養すれば、来世は天へ生まれ変わることが出来る。

まして、自分自身で仏法に耳を傾け、修行すればなおのことであろう。


【付言】髑髏を道端で売買するというのは、あくまで天竺の習俗。日本人が聞くと、ぎょっとする。まして、品定めと称して、髑髏の耳の穴へ銅の箸をズブリと刺すとは……。文化の違いに驚かされる。

め――目

【語源】「メ(明)」の意か。

【覚書】普通、生きものの目は二つである。ちなみに、ヤツメウナギという名のサカナ(円口類)がいるが、目は八つもない。やはり二つである。ただ、本来の目のうしろに、目と見間違いそうなエラ穴が七つも並んでいるので、「一足す七」で

「八目《やつめ》」の名がついたに過ぎない。

【諺・慣用句】「商人の子は算盤《そろばん》の音に目を覚ます」……商家の子どもは金勘定に敏感な親の元で育っているから、たとえ眠っていても、どこかから算盤の音が聞こえたら、自然に目があいてしまう。このように、人間の習性や性格の形成には、育つ環境が大きく影響するという意味。類義語に「武士の子どもは轡《くつわ》の音で目を覚ます」がある。

つまりは親の生業や教育方針の影響が大きいというわけで、「この親にしてこの子あり」という慣用句に通じるところがある。

一方、親子関係から離れた文脈では、「居候は茶碗の音にも目を覚ます」がある。食い意地のはった居候は、始終、食事のことばかり考えているから、茶碗の音が聞こえたら、それまで寝ていたくせに、ぱっと目覚めて「すわっ」と起き上がる。それと同じように、人間というものは、自分の利益になる事柄には常に敏感に反応するという意味。何やら、身につまされる。

◎目玉はどこへ？――「沙石集」巻第九ノ十六

ひとりの修行僧が、ある家にひと晩泊めてもらった。

夜更けに、

「ああ、なんということだ」

と泣き叫ぶ声が聞こえたので、びっくりして声のした部屋へ駆けつけてみると、男がうつむき、へたりこんで座っている。

部屋の真ん中には火鉢が据えられ、周りには紺紙に金泥《こんでい》で文字を書いた経が散乱していた。

「いったいどうしたのだ？」

と僧が訊いたところ、男が言うには、

「金泥を取ろうとしてお経を火鉢で焼いていたら、目玉が両方ともすっぽり抜けて、火鉢の中へ落ちてしまったのです」

と答えた。

家族も集まって来て、本人ともども嘆き悲しんだが、もはや後の祭りであった。

【付言】この話は、仏罰が当たって目玉が抜け落ちたというショッキングな内容

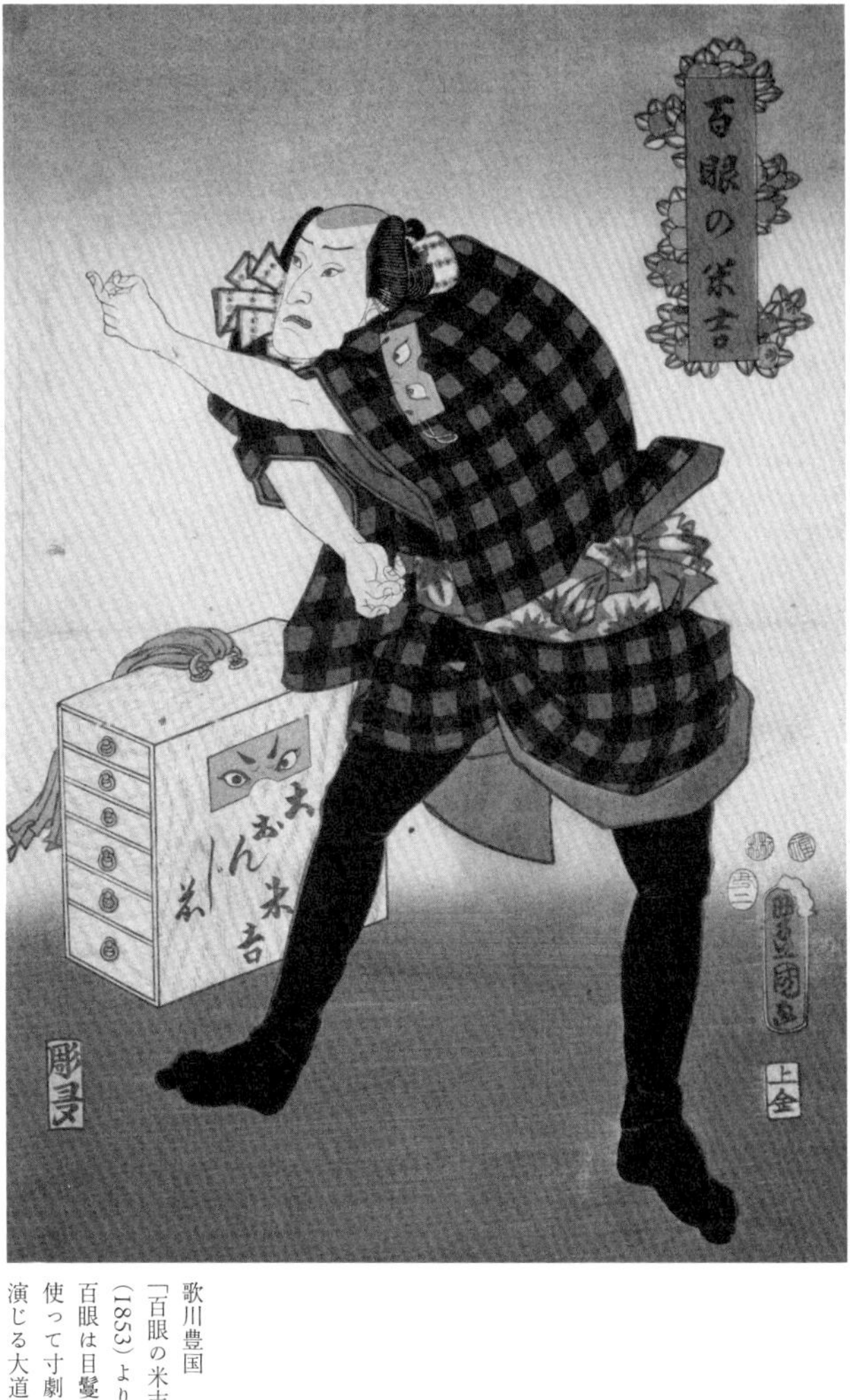

歌川豊国
「百眼の米吉」
(1853)より。
百眼は目鬘を
使って寸劇を
演じる大道芸

だが、一方で、仏の加護により、それまで見えなかった目が見えるようになったという霊験譚もたくさん残っている。昔は栄養状態・衛生状態が悪かったせいで、目を患う人が多かった。

がいこつ——骸骨

【語源】「骨《ホネ》」の語源は、「オホネ（大根）」の「オ」が略されたものか。

【覚書】多くの場合、人間の骨格死体を骸骨と呼ぶ。頭蓋骨は「髑髏《どくろ》」「しゃれこうべ」ともいわれる。ちなみに、人間の赤ちゃんの骨は約三百個。ところが成長するにつれて、ばらばらだった骨がくっついてひとつになったりするので、成人では約二百個になる。数だけみると、ずいぶん減っているわけだ。

【諺・慣用句】「命あれば海月《くらげ》さえ骨に逢う」……「長生きすれば、めったにない幸運にめぐり合うこともある」「命を粗末にせずに、せいぜい長生きしよう」という意味である。より進んで「とにかく生きていさえすれば、そのうちに運が開けて、いいことも起こるさ」という自分への励ましや慰めの意味でも用いられる。

ちなみに、海月は水母とも書く。傘型のからだはゼラチン質で柔らかく、骨はない。美しく不思議な形状、特異な生態は観る者の想像力を強く刺激し、俳句にも多く詠まれている。「うつくしき海月浮きたり春の海」（正岡子規）、「春寒のぶつかりあへる海月かな」（加藤秋邨）、「透いて見ゆ水母の四つの密室が」（山口誓子）など。

◎骸骨が教えてくれたこと——「古今著聞集」巻第二

むかし、浄蔵《じょうぞう》というすぐれた僧がいた。

葛城山で修行していたころ、金剛山《こんごうせん》の谷に、大きな死人の骸骨があった。頭や手足などが、全身の骨が失われることなく、ひと続きになったまま横たわっていた。

骸骨には青い苔がびっしりと生え、石を枕にしていた。

手には金剛杵《こんごうしょ》（密教の法具）が握られていた。いささかも錆《さ》びることなく、きらめいている。

浄蔵はおおいに怪しみ、この谷に留まって、

「この骸骨の正体を我に知らせ給え」

と蔵王権現に祈りを捧げた。

すると、五日目の夜、夢告があった。

「あの骸骨は、じつはむかしの汝の死骸である。祈祷して、その手にあった金剛杵を得よ」

そこで、さっそく骸骨に向かって祈りを捧げると、驚いたことに骸骨がむっくりと起き上がり、腕を差し出し、掌を開いて、握っていた金剛杵を浄蔵へ与えた。

浄蔵はそれを受け取ると、骸骨を丁重に埋葬して、卒塔婆を立ててやった。谷には、いまでもその卒塔婆が残っているという。

このように、浄蔵は、何度も生まれ変わり死に変わりして仏道修行を続けている、稀有な人なのであった。

【付言】前世の自分の死骸から金剛杵を受け取るという、奇想天外な筋書き。浄蔵ほどの傑僧になると、時空の法則を超えてまで仏道修行を続けているのである。ひょっとすると、現代日本のどこかで、浄蔵の生まれ変わりが生きているのかも知れない。

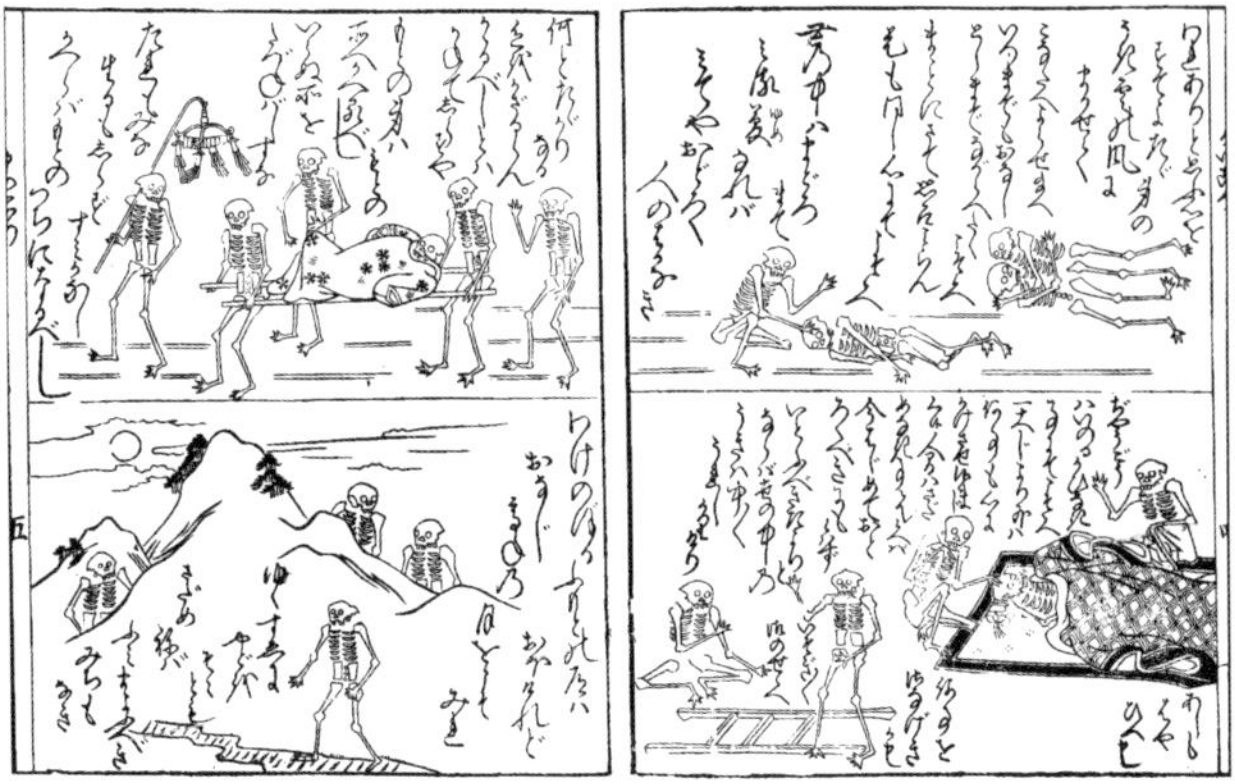

一休宗純「一休骸骨」(1692)より

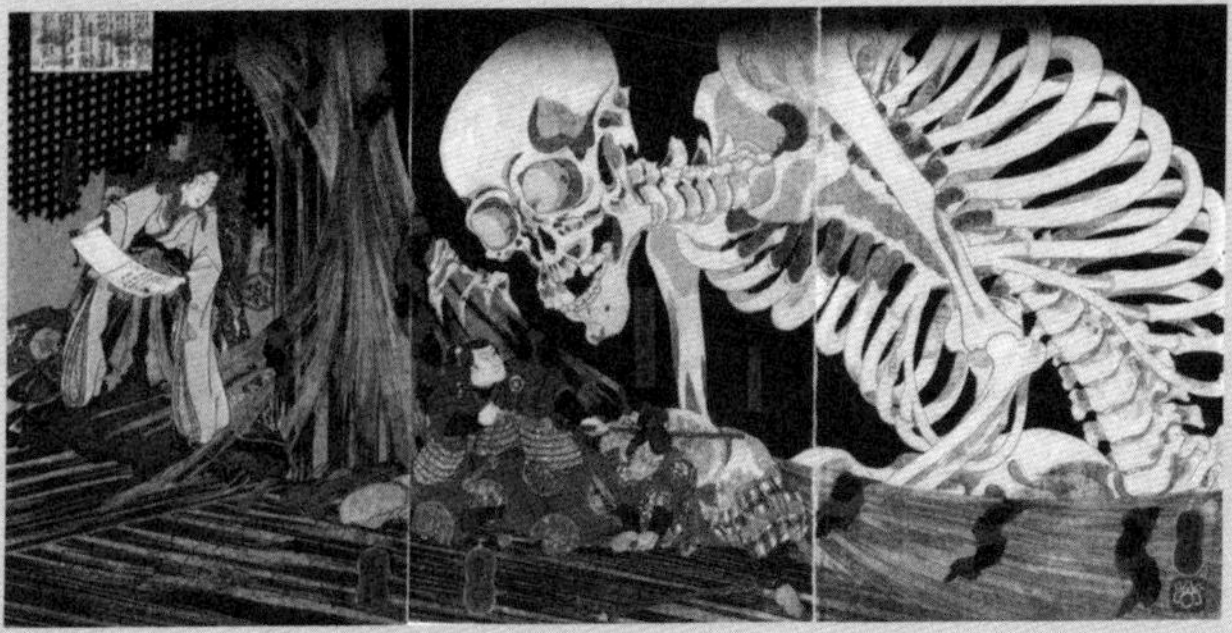

歌川国芳
「相馬の古内裏」(1845–6)

胴《どう》体《たい》の章

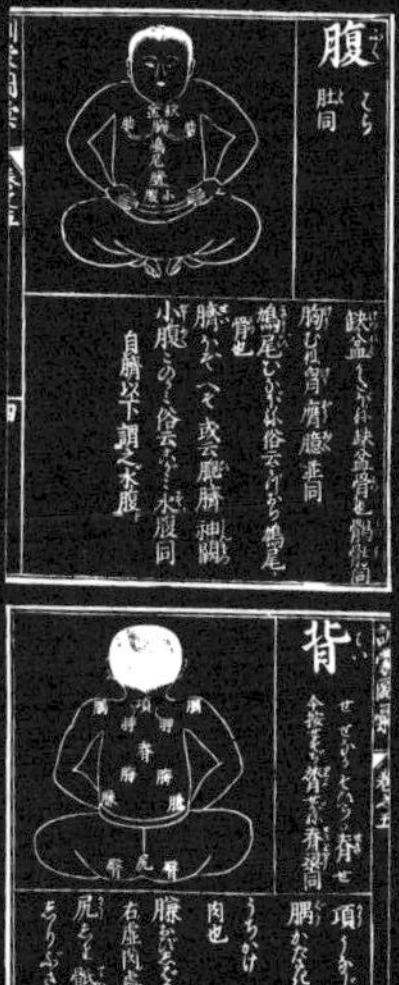

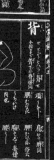

中村惕斎「訓蒙図彙」(1666)より

かた——肩

【語源】身体の中で硬い部位なので「カタ(堅)」か。

【覚書】肩の痛みの原因はさまざまである。中高年層がしばしば訴える肩の痛み「四十肩」や「五十肩」は、肩関節の耐久性が落ちることから起こる。それ以外には、例えばスポーツが原因の場合もある。特にラグビー、アメフトなどの選手は、肩の痛み、肩の骨折、肩関節の脱臼などに苦しむことが少なくない。

【諺・慣用句】「肩あれば着る」……人間はどんなに生活が苦しくても、どうにかこうにか生きていくことは出来るという意味。類義語に「口あれば喰って通る、肩あれば着て通る」がある。

こうした慣用句を生んだかつての日本社会はそれなりにのどかだったのか。あるいは、そこに暮らしていた人々が図太く、逞しかったのか。

生活苦による自殺者が絶えない現代日本の社会状況と併せ考えなければならない。

ところで、自分の苦労や苦しみは他人のそれより大きいと考えがちなのは、人間の性《さが》。それ故、「他人の肩の重荷は軽く見える」「他人の肩の傷は軽く見える」などの言い回しもある。今も昔も、他者への真の共感は難しいものと見える。

◎肩のことで笑われた男――「今昔物語集」巻第二十四第五十二

若いころの大江匡衡《おおえのまさひら》は、すでに秀才と知られていたが、「たとえ漢詩文は得意でも、どうせ和歌や管絃の道は不得手なのだろう」と陰口をたたかれていた。

おまけに、のっぽでいかり肩。見かけも冴えなかったので、宮中の女房たちに嘲笑されることが多かった。

ある日、女房のひとりが匡衡を呼び出し、目の前に和琴《わごん》を突きつけると、

「あなた様は博学多才で、お出来にならないことはないと伺っております。どうかこの和琴を私どものためにお弾き下さいまし」

と迫った。

すると、匡衡は、

「逢坂の　関のあなたも　まだ見ねば　あづまのことも　知られざりけり」

（逢坂の関の向こう側はまだ見たことがないので、東《あづま》のことは何も分かりません）（「東国のこと」と「和琴《あづまのこと》」を

かけて、和琴に不調法であることを伝えた）
と当意即妙に詠んで答えた。
この見事な切り返しに、女房たちはぐうの音《ね》も出ず、だれ一人笑いもせず、返歌も出来ず、そそくさと退散して行ったという。

【付言】「人は見かけによらない」「他人を外見で判断してはいけない」と、小さいころから親や学校の先生に繰り返し注意されてきたにもかかわらず、私たちはどうしても外見の印象にばかりとらわれて、大騒ぎしてしまう。近年の「イケメン」ブームがその好例だろう。

きも——肝

【語源】「キム（気群）」の転か。
【覚書】中国の伝統医学に「五臓《ごぞう》」ということばがある。人体の内臓の中でも特に重要視された器官で、肺・心・脾《ひ》・肝・腎《じん》の五つをいう。なかでも肝臓は、判断力など精神活動と密接な関係があると考えられており、別名「将軍の官」とも呼ばれる。

【諺・慣用句】「一見栄、二男、三金、四芸、五精、六おぼこ、七台詞、八力、九胆、十評判」……女性にもてる男になるための十条件が列挙されている。一は身なり、二は男ぶり、三は経済力、四は一芸、五は強壮さ、六は愛嬌、七は口跡、八は腕っぷし、九は度胸、十は世間での評判である。肝っ玉が据わっていて、狐狸妖怪をとっ捕まえ荒縄で縛り上げる度胸があっても、順位としては九番目なのだから、色恋の世界は厳しい。

ちなみに、昔から「色男、金と力はなかりけり」という。ちょっとなよなよした、母性本能をくすぐるタイプがもてるということか。そうした色男が、例の十条件に照らしてみると、金がないから三は駄目で、一も怪しい。二、四、六、七は合格。五、八、九も落第、十は微妙というところか。

◎**肝のありか——「今昔物語集」巻第五第二十五**

天竺の海に、亀の夫婦が住んでいた。

妻の腹には子どもが宿ったのだが、あいにく病気にかかり、このままでは無事に子どもを産めそうになかった。聞けば、猿の生き肝を飲ませれば治るのだという。

そこで、亀の夫は海辺へ出かけ、たまたま近くにいた猿に声をかけた。

「お前さんの住んでいる山では、食べ物には不自由していないのかい?」

猿は、

「なにを馬鹿な。木の実が足りなくて、年中、苦労しているさ」

と答えた。

亀は言った。

「ならば、いいことを教えてやろう。私の住んでいるのは海の底だが、じつはそこにも木の実はたくさん成っているよ。なんなら、連れて行ってやろうか。腹いっぱい食べられるぜ」

猿はおおいに喜び、すぐさま誘いに応じ、亀の背に乗った。

亀は思いのほか事がはやく進んだので上機嫌になり、海の中を進む途中、ついぺらぺらとしゃべってしまった。

「お前さんには悪いが、じつはだまして連れて来たんだ。ウチの女房が病気で、それを治すのに、お前さんの生き肝が要るのさ」

中村惕斎「訓蒙図彙」（1666）より〈五臓〉

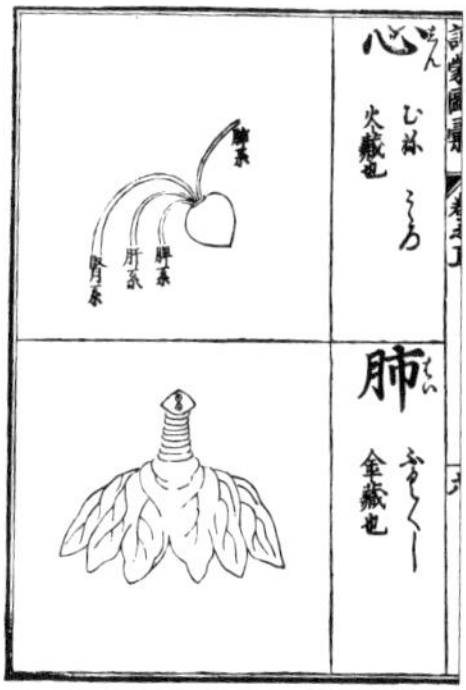

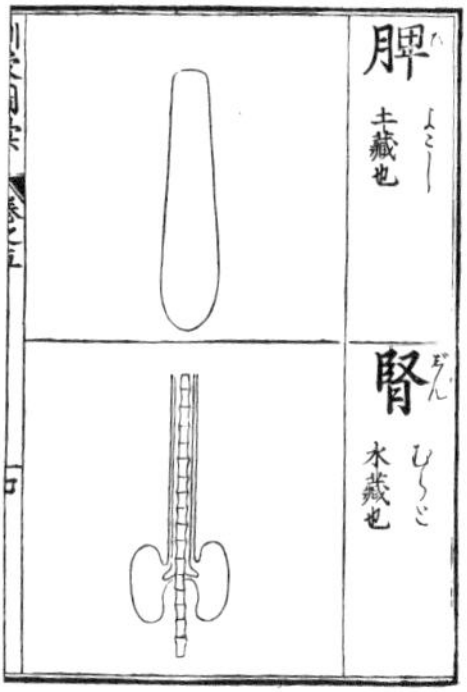

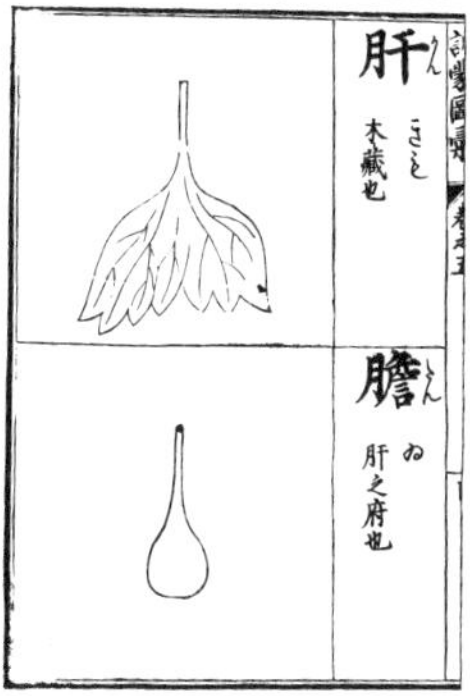

そう聞かされて、猿は内心、

「しまった。食い物のはなしにつられて、まんまとだまされてしまった」

と驚き、くやんだが、ここは広くて深い海の中。亀の背中から飛びのいても、陸地までの帰り道が分からない。

そこで、猿は必死に考えをめぐらせ、あせりを勘づかれないようにしながら、こう言った。

「なんだ。奥さんの病気にかかわる深刻なはなしなら、はじめからちゃんと正直に言ってくれたらよかったのに……。海にいるお前さんたちはご存じないだろうが、山に住む俺たち猿は、ふだんは肝をからだの中へは入れず、そばの木の枝に掛けておくんだよ。俺たちにとっちゃ、あんなものはあってもなくても、どっちでもいいんだ。だから、いまの俺を殺したって、からだの中に肝はないぞ。奥さんの命にかかわることだから、俺の肝はもちろん他の仲間の肝だってくれてやりたいが、それにはいったん山へ戻らないと……」

亀は猿の言うことをすっかり信じこみ、

「そりゃぁ、どうも親切に。では、お言葉に甘えるとして……」

と言って、猿を背に乗せたまま、元の岸まで大急ぎで戻った。

さて、岸に着くや、猿は一目散に背から降りて、近くの木の梢高く登ってから、亀を見下ろして叫んだ。

「間抜けなやつめ。生き肝というからには、からだの中にあるに決まっているだろ。肝なしで平気な生きものがいるものか。ここまで無事に帰ってくるために、お前をだましてやったのさ」

亀はようやく猿の嘘に気づいて悔しがったが、もはや後の祭りであった。


【付言】「猿知恵」というと、浅はかな知恵を指し、決していい意味では使われない。しかし、浅かろうと深かろうと、少なくともこの話の中の猿は、文字通りの猿知恵のおかげで命拾いをしたのだから、素直に褒めてあげよう。

こし——腰

【語源】身体の中の強《こわ》い部位であるので「コハシ」の「ハ」が略されたものか。

【覚書】低い場所に置かれた重い物を急に持ち上げたり、座ったまま急に腰をひねったりすると、腰の椎間板《ついかんばん》に過度の負荷がかかって炎症を起こし、激痛に見舞われることがある。これがいわゆる「ぎっくり腰」である。精確には、「急性腰痛症」という。マッサージや指圧は逆効果なので、注意。

【諺・慣用句】「古木《ふるぎ》に手を掛くるな、若木に腰を掛くるな」……「人間としての成長が止まり、もはや将来性のない者をあてにしてはいけない。また、若いというだけで見くびって、将来性のある若者を邪険に扱うことのないようにせよ」という意味。この表現をみる限り、いまだ海のものとも山のものとも知れない若者よりも、年老いた者の方が、さらに分が悪いようだ。

ところで、人間が腰を掛けるのは、総じて寛ぎリラックスしている状態。我々の日常生活でも、室内で客人や貴人を迎えるのに座ったまま応対するのは失礼とされ、立ち上がって出迎えるのが礼儀とされている。

まして、人や物の上に直接腰かけるのは侮辱とされ、通常の社会生活では忌まれる。旅の途中に立ち寄った農家で年貢用の米俵にうっかり腰を掛け、老婆に頭をぽかりとやられた水戸黄門の逸話(おそらく創作であろうが)は有名だ。

また、能楽「卒塔婆小町」では、朽木の卒塔婆の上に腰掛けた老女(実は小野小町)が旅僧に見咎められ、説教を喰らうところからドラマが始まる。

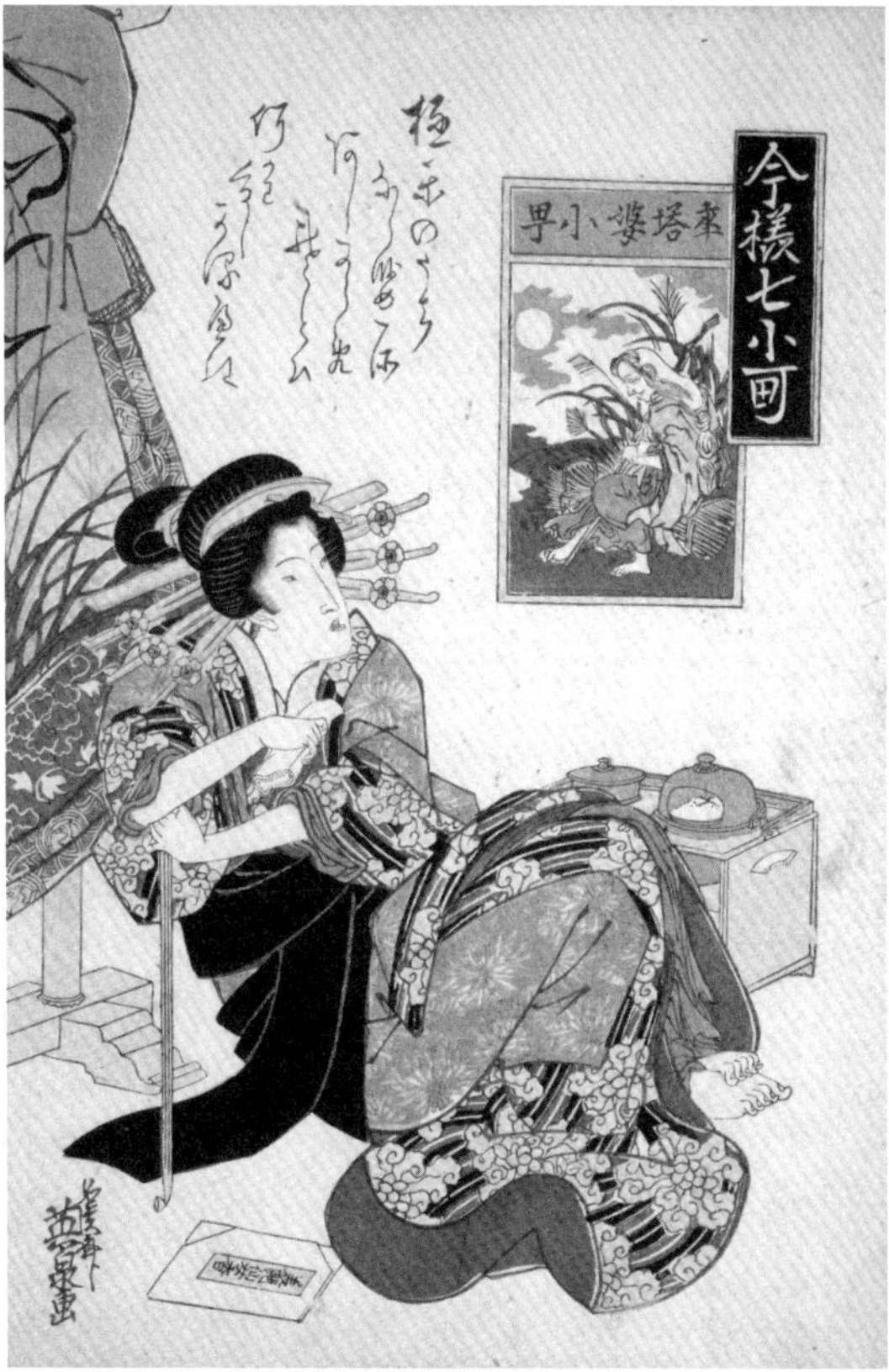

渓斎英泉「今様七小町」より〈卒塔婆小町〉

◎腰のほくろが決め手なのに……――「宇治拾遺物語」巻第六

むかし、天竺に留志《るし》という、世にも名高い長者がいた。

留志はひどくケチな男で、お金がたくさんあって、広い屋敷に住み、いくつもの蔵には財宝や食べ物や衣服がうなっているのに、妻子や使用人に気前よく与えるということをしなかった。

また、自分の食事の時も、食べ物を他人に横取りされることを心配してか、いつも隠れて、ひとりでこそこそ食べていた。

ある日のこと。

留志はふと、

「一度くらいはだれにも気兼ねせず、のびのび腹いっぱい喰いたいものだ」

と思い立った。そこで、

「わしは今からしばらく山にこもる。わしにとり憑いている『物惜しみの神』に捧げものをして祈り、今後はわしから離れてくれるように頼むのだ。ついては、持参する捧げものの準備をしてくれ」

と妻にうそをついて、大量の食べ物を準備させた。

妻は夫の言葉をすっかり信じこみ、

「まあ、嬉しい。これでこの人のケチくさい根性もきっと治るのだわ」

と喜んで、食べ物をどっさり用意してくれた。

留志は内心、にんまりして、用意してもらった大量の食物と酒を携えて、山中へ分け入った。

ところが、食べるのに適した場所がなかなか見つからなかった。

「この木の近くにはカラスがいるから、駄目だ」

「ここで食べていたら、食べ物の匂いで獣が寄ってくるかも知れない」

などと心配しながらあちこちほっつき歩き、やっと鳥獣が寄りつきそうもない木蔭を見つけて、そこへ腰を据えた。

そして、ようやくごちそうを喰いにかかった。

そこでは誰への気兼ねも要らない。横取りされる心配もない。

腹いっぱい食べて美酒に酔い、無上の満足感にひたった留志は、思わず、

「天上の毘沙門天や帝釈天でも、これほどの幸せは味わえまい」

とつぶやいた。

と、その時、天上の帝釈天は留志のひと言を聞き逃さず、下界の留志をじろりとにらんだ。

さて、しばらくすると、留志が山から屋敷へ戻って来た。

留志は、

「山で懸命に祈ったおかげで、物惜しみの神は、とうとうわしから離れてくれたぞ。それが証拠に、ほうれ、なんでもくれてやるから、持って行くがよい」

と叫ぶと、蔵の扉を全部開け放って、財宝も食物など、あらゆるものを望む者へ分け与えた。

皆は大騒ぎで蔵へ殺到し、留志の施しにあずかった。

ところが……。

その大騒ぎの最中に本物の留志が屋敷へ帰って来た。

「いったいなんの騒ぎだ」

と思って見れば、なんと蔵の扉が全部開け放たれ、中の財宝を人々が奪い合うようにして獲っている。そして、そのかたわらでは、自分とそっくりのもう一人の留志が人々へ施しを続けていた。

やがて人々は、留志が二人いることに気づいて、驚いた。

しかも、二人とも、

「わしこそ本物だ。そこにいるのは、変化《へんげ》の者だ」

と言ってゆずらない。

そこで、国王に訴え出ると、

「生みの母に訊ねてみよ。どちらが本物の息子か、母ならば見分けがつくはずだ」

との命が下った。

そこで、母親が召し出された。

にもかかわらず、事態は好転しなかった。

というのも、

「どちらがお前の本当の息子なのだ?」

と問われた母親が、見栄をはったものか、

「他人へ物を分け与える者こそ、私の息子です」

と答えたからだった。

やがて、母親が言い出した。

「いま思い出しましたが、そういえば息子には、腰にほくろがございました。

ですので、腰にほくろのある者が本物でございます」

これを聞いた役人は、

「それこそが決め手になろう」

と喜び、さっそく二人の腰のあたりを調べてみた。

ところが……。

さすがは帝釈天である。ほくろのことを知らないはずもなく、それもふまえて化けているから、両人ともにほくろがある。

皆は頭を抱えた。

そして、そうこうするうち、二人はついに仏の前へ出頭することになった。

二人が仏の前に並んだと思った瞬間、帝釈天は元の姿へ戻った。

いきさつを心得ている仏は、留志を優しく諭した。

おかげで留志はようやく心の平安を得て、物惜しみをしなくなった。

留志は今回の一件で財物こそ失ったが、物惜しみの罪で死後、地獄へ落ちることからは救われたのであった。


【付言】たった一人の男を正しい道へ引き戻すため、天下の帝釈天さんがここまで手の込んだ芝居をうつとは……。ここは素直に「ありがたや、ありがたや」と手を合わせるべきだろう。まちがっても、「帝釈天さんはそんなにヒマなのか」などと罰当たりなことを言わないようにしよう。

しり——尻

【語源】身体の後部、すなわちシリ（後）の意か。

【覚書】シマスカンクがこちらに尻を向けていたら、一刻も早く逃げるのが身のためだ。ぐずぐずしていると、肛門から琥珀色の分泌液をお見舞いされる。液は三メートル先まで届くのだからすごい。悪臭が強烈なのはもちろんだが、液が口に入ると嘔吐が止まらず、目に入ったら一時的に失明する羽目におちいる。

【諺・慣用句】「燈明で尻焙《あぶ》る」……方法が間違っているために一向に効果が上がらないことのたとえ。類義語に「二階から尻焙る」「二階から目薬」などがある。ちなみに、燈明とは、神仏に供える燈火のこと。当初は油に火を点したが、後には蝋燭も用いられた。この燈明の油皿を置く台が燈明台、略して燈台（灯台）である。慣用句「灯台もと暗し」の灯台とはこれであり、突堤に立つ灯台のことではないのだが、多くの人が勘違いしている。

なお、尻は部位が部位だけに、どことなく滑稽なイメージがつきまとう。そうした人々の感性は「頭隠して尻隠さず」「猿の尻は真っ赤」「尻毛を抜く」などの言い回しにもあらわれている。

◎尻を蹴られた盗人――「今昔物語集」巻第二十三第二十

ある日の夕暮れ。

仁和寺の別当であった老僧、寛朝僧正《かんちょうそうじょう》が、寺の堂舎の修理の進み具合を見にやってきた。衣に腰帯をしめ、高下駄を履き、杖をついた姿で、組まれた足場の中をひとり歩いて廻っていた。

すると、黒装束の男がどこからともなく現れて、僧正の前にひざまついた。夕暮れの暗がりだから人相ははっきり分からないが、抜き身の刀を逆手に持ち、背後に隠しているのは見えた。

僧正が、

「そちは何者じゃ?」

と問うと、男は、

「取るに足らない下賤の者にございます。喰うや喰わずの暮らしで、どうにもなりません。着物も満足に買えず、寒くて仕方がございませんので、恐れ入りますが、お召し物を一、二枚、頂戴出来ませんか」

と言い、いまにも飛びかかるような素ぶりを見せた。

僧正は、

「なに？　わしの着物が所望とな。ならば、そのように慇懃無礼に脅さずとも、いくらでもくれてやるぞ。不調法な男だ」

と言いながら男の背後へ回り、尻をぽんと蹴った。

すると、男の姿はさっと見えなくなった。

僧正は、

「あやつ、どこへ消えおったのか」

といぶかしがりつつ歩き去ったが、僧房へさしかかったので、中の従僧たちへ声をかけて呼び出し、

「お前たち、灯りを持って、一緒に来てくれ。つい先刻、向こうの足場のところで追いはぎに遭ったのだが、姿が急に見えなくなったので、行方を捜そうと思うのじゃ」

と言った。

驚いた従僧七、八人が、灯りや刀を持って急ぎ足場まで駆けつけたところ、僧正は、

「灯りを高く掲げて、盗人が隠れていないかよく捜してみてくれ」

と言う。

従僧たちは、

「逃げた盗人を捜すのなら、堂舎の裏と境内周辺とか、ここから離れた場所を調べねばならぬはず。なのに、『足場の上を調べよ』とは、奇妙なことをおっしゃるものだ」

と思いつつも、言われたとおり灯火で足場の上の方を照らしてみた。

すると……。

足場の木組みの間にはさまれて、黒装束の男がぐったりしていた。

従僧たちは男を引きずり出して、僧房まで連行した。

僧正は、

「老いぼれとあなどって、ひどい目に遭ったのぉ。今後はこれに懲りて、悪事を働かぬことじゃ」

と諭した上で、着ていた分厚い衣を脱いで男に与え、寺から追い出した。

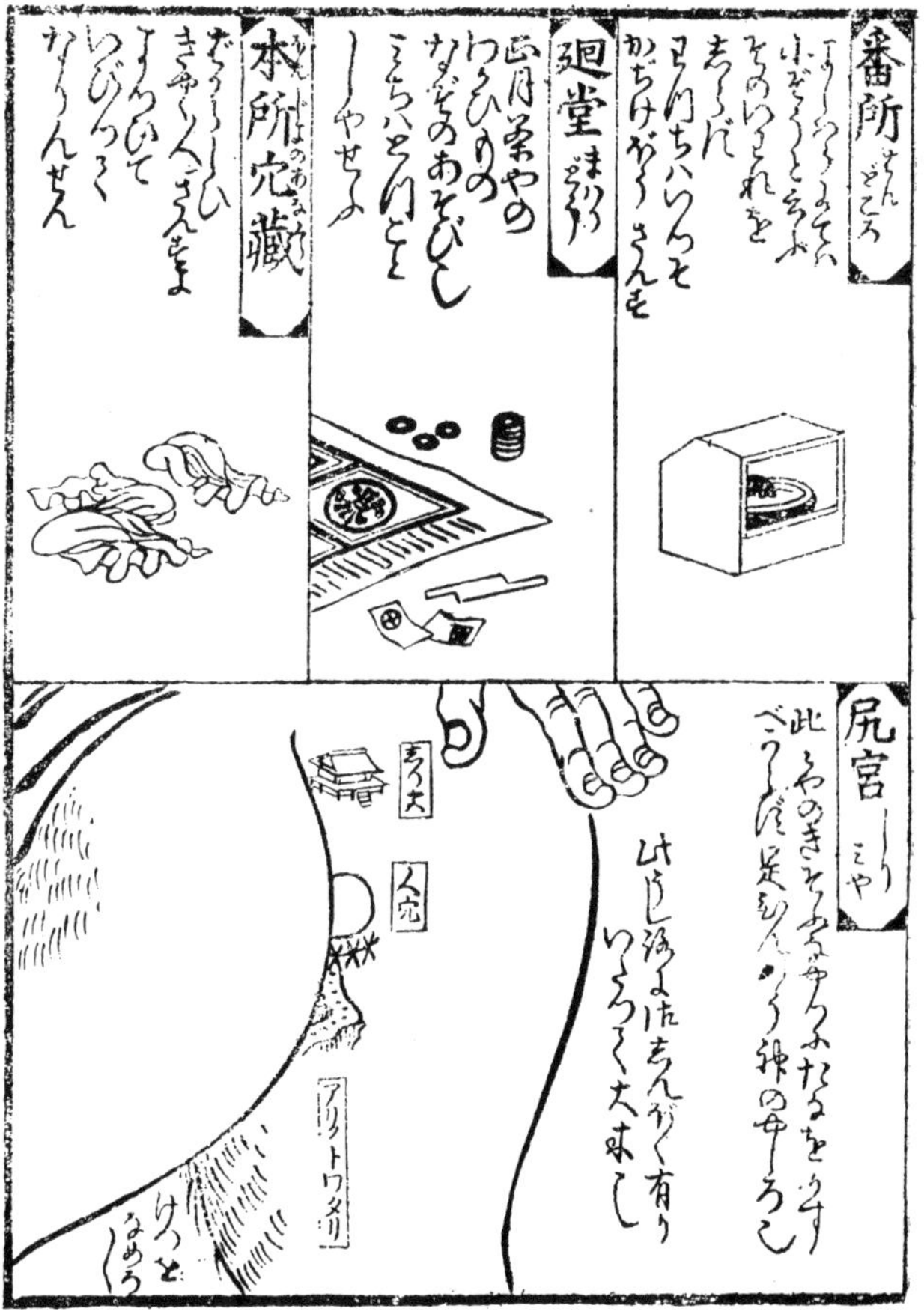

山東京伝「青楼和談新造図彙」（1789）より〈尻宮〉

その後の男の行方は分からない。

要するに、男は、僧正のひと蹴りで足場の上までふき飛ばされ、柱の間にはさまってしまっていたのだった。僧正の怪力はすさまじい。

「それにつけても、あの盗人は、蹴り飛ばされてあれだけの目に遭ったのだ。相当の手傷を負ったにちがいない」

と皆は噂した。


【付言】盗賊にしてみれば、相手を老いぼれと甘くみたのが命取り。役人に引き渡されずに済んだのを幸いとせねば、罰が当たるだろう。それにしても、寛朝の怪力は、法力のゆえか、何かの武術の技ゆえか。

せ——背

【語源】身体を後方から支えるという意味の「ソヘ（添え）」が変化したか。

【覚書】英雄にも弱点がある。北欧神話の英雄ジークフリートは、仕留めた火龍の血を浴びて不死身になったが、風に舞った菩提樹の一葉が背に貼りついていたのに気づかなかった。そこだけ龍の血が付かなかったのだ。後日、悪人にその秘密がばれてしまい、彼はその箇所を槍で突かれ、暗殺されてしまった。

【諺・慣用句】「鴨が葱《ねぎ》を背負ってやって来る」……慣用句の世界で「背」は、身長の意と文字通りの背中の意と、両様がある。

前者の例は「団栗の背比べ」「一寸法師の背比べ」（似たりよったりで大した違いがないこと）などで、「鴨が葱を背負ってやって来る」は後者の例である。好都合なこと、幸運なことが重なって起こることをいう。鴨が鴨鍋に欠かせない食材である葱を背負ってやって来てくれたら、そのまま直ぐに料理して食べられることから、この表現が生まれた。

ちなみに、学校の先生はよく「いいか、先生は背中にも目がついているから、板書している間に悪さをしても、全部見えてるぞ」などと言うが、勿論これは、いたずらっ子たちをたしなめるための比喩である。生きものにとって背後は弱点であり、「背中に眼は無い」というそのものズバリの慣用句もある。「陰でこっそり行われている悪事には、なかなか気づかないものだ」という意味である。

◎背を噛まれた猿――「古今著聞集」巻第二十

足利義氏《よしうじ》は、美作《みまさか》国から一匹の猿を手に入れた。

この猿は芸達者で、特に舞が上手だった。

やがて、猿の舞を将軍へお見せすることになった。

三浦光村の奏する鼓に合わせ、装束を身にまとった烏帽子姿の猿が舞ったのだが、じつに見事なものだった。最初はあくまでゆったりと、しかし曲が進むにつれて段々と速い調子で舞ったので、一同は驚嘆した。

また、この猿は妙に愛嬌があり、舞い終わるとかならず見物衆から褒美をねだる仕草を見せ、貰えるまでは決して退場しない。

それが見物衆に大いにうけ、皆は面白がって何度も舞わせては、ねだられるままに褒美の品を与えていた。

さて、上覧が大成功に終わった後、くだんの猿は光村へ預けおかれた。

光村は猿を馬屋の前につないで飼った。

と、ある日のこと。

どうしたわけか、馬が猿の背へ喰いついた。

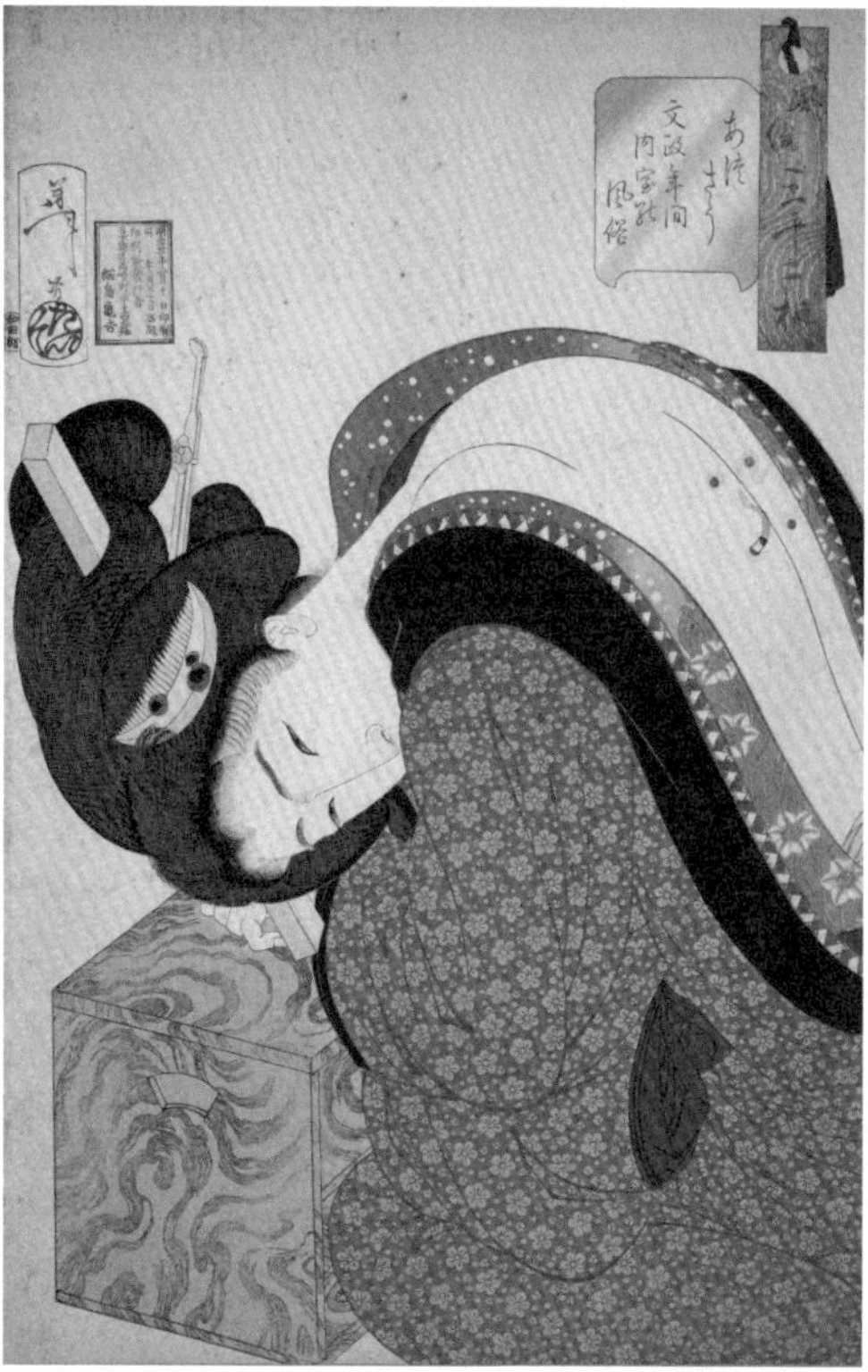

月岡芳年
「風俗三十二相　あつさう」

すると、それからというもの、猿は一切舞わなくなってしまった。惜しいことをしたものである。

【付言】昔から、猿はしばしば馬屋につながれて飼われた。馬の疾病除けのまじないだという。「さる」の音が「病魔が去る」に通じるからかも知れない。

ちち——乳

【語源】乳《チチ》は「チ」ともいう。体内の血《チ》が変化して乳になることから、「チ」か。

【覚書】多くの女性の健康と生命をおびやかしている病気に、乳がんがある。病院での検査方法は二種類。まず、マンモグラフィは乳房専用のX線撮影機器。自己ないし医師による触診では見つかりにくい初期の乳がんの発見に威力を発揮する。もう一種は超音波診断。こちらは主として妊娠中の女性に使われる。

【諺・慣用句】「牛は水を飲んで乳とし、蛇は水を飲んで毒とす」……牛の摂取した水がやがて牛乳となり、蛇の摂取した水がやがて毒腺の毒となるように、同じものでも用いられ方によって、良くも悪くもなるという意味。

牛は約一万年前に家畜化され、以来営々と人類に肉、乳、皮などを提供してきた。牛は反芻《はんすう》する故、食べ物の流動性を高め、消化器官中の微生物の働きを活性化するために、大量の涎《よだれ》を出す。ヒトの涎の量は一日約一リットルだが、牛は約百リットル。「牛飲馬食」の四字熟語の通り、牛が水をたくさん飲むのも道理である。なお、牛の排尿量は一日約三十リットルだが、その九五パーセントは水分。このため、糞にくらべると、肥料としての価値は低い。

ちなみに、毒蛇の毒は大抵の場合、消化液が毒腺に蓄積されたもの。つまり元をただせば水だと言えなくもないから、「蛇は水を飲んで毒とす」という表現も単なる修辞ではないことが分かる。

◎乳をやるのはだれか——「今昔物語集」巻第十九第四十四

ある日の早朝、男が達智門《たっちもん》のそばを通りかかると、生後十日ほどと思われる男児の捨て子があった。かわいらしい顔つきで、下賤の者の子とは思われない。筵《むしろ》の上に寝かせられて、独り泣いていた。

「なんと可哀相に……」

とは思ったが、急ぎの用もあったので、そのまま通り過ぎた。

翌朝、通りすがりに見てみると、例の赤子はまだ同じ場所にいた。昨日見たときよりも、肌の色つやがよくなっており、すやすやと眠っていた。

「このあたりには野犬が多いのに、よくもまあ、喰い殺されなかったものだ」と思いながら、男はそのまま帰宅した。

ただ、家に帰っても、例の赤子のことが頭から離れない。

「まだ無事かな」

と気になって、翌朝に様子を見に行くと、赤子は依然として壮健な様子でぐっすり眠っていた。

こうなると、ますます不思議で仕方がない。男は、赤子が無事でいる秘密を知りたく思い、夜になると達智門まで出かけて、崩れた土塀の陰に隠れて、赤子の様子を見守った。

しばらくすると、案の定、数匹の野犬が現れたが、なぜか赤子のまわりには寄りつかない。

「どうしたことか……」

と好奇心に駆られてなおも見張っていると、夜更け過ぎ、どこからともなく体の大きないかめしい白犬がぬっと現れた。

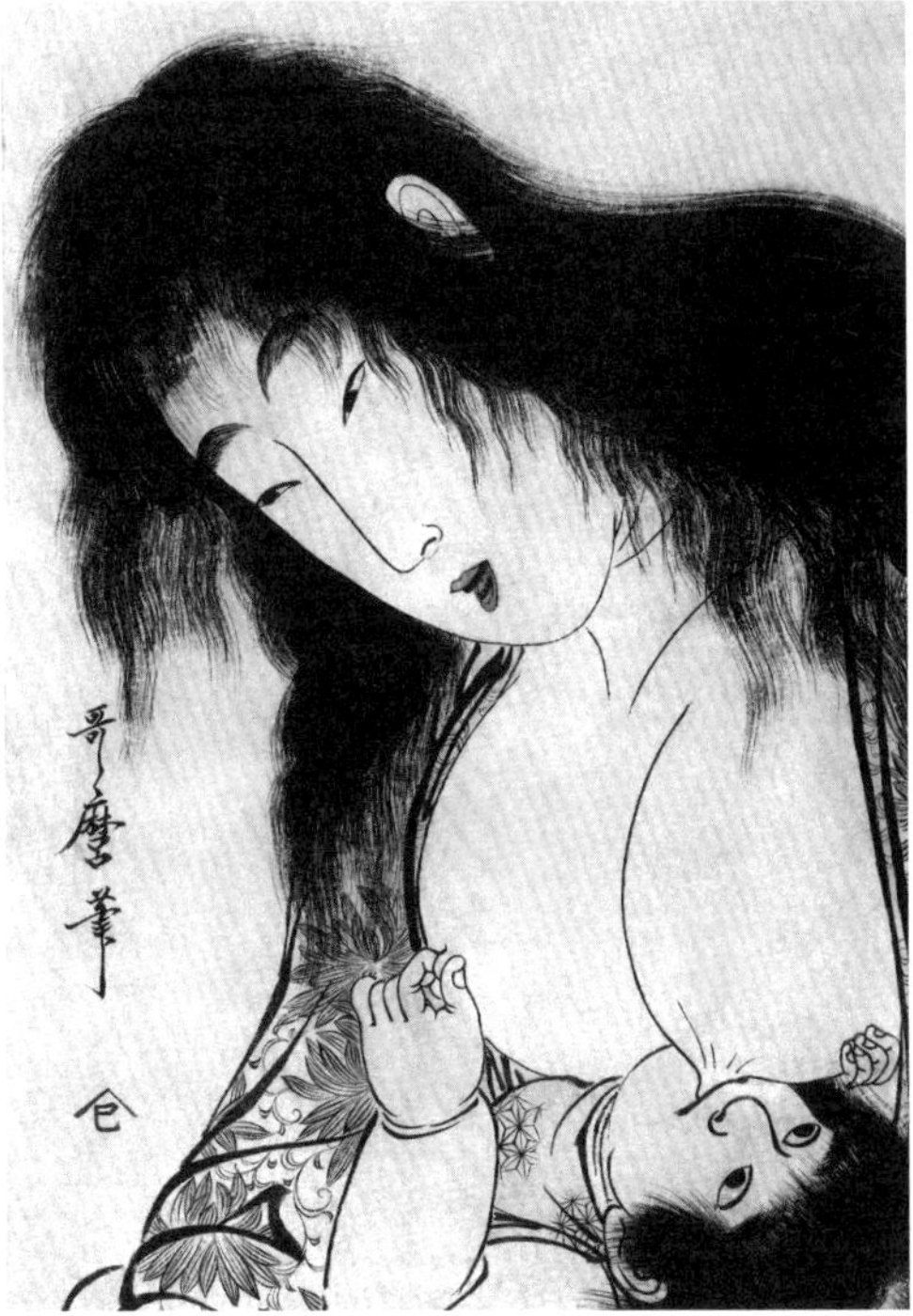

喜多川歌麿
「山姥と金太郎 乳呑み」

とその途端、あたりにたむろしていた野犬たちは、さっと逃げ去った。

白犬は、まっすぐに赤子の方へ近づいて行く。

「ああ、とうとう今晩、赤子はあの白犬に喰われてしまうのだ」

と思いながら見ていると、白犬は赤子に添い寝した。

すると赤子は、待ってましたとばかりにその乳房に吸いついて、勢いよく乳を飲み始めた。

男は、

「白犬が乳をやっていたとは……」

と驚きつつ、家へ戻った。

さて、男は翌晩も見に行ったが、状況は同じで、例の白犬が赤子に乳を飲ませていた。

ところが、その次の夜に行ってみると、赤子の姿はなく、白犬も現れなかった。

「だれかに見られているという気配を白犬が察知して、赤子をどこかへ連れ去ったのだろうか」

とも思ったが、結局、真相は分からずじまいだった。

思うに、あの白犬はただの犬ではあるまい。他の犬たちが恐れをなして逃げ去ったところをみると、その正体は鬼神だったのかも知れない。

あるいは、仏様が例の赤子を哀れに思し召して、白犬に姿を変えて世話をなさったのだろうか。

【付言】十九〜二十世紀、「狼に育てられた少年少女」の発見の報がメキシコやインドなどから世界へ発信された。ごく幼いころに森に捨てられ、狼の雌の乳で育ったのだという。真偽のほどは分からない。犬と狼の違いこそあれ、『今昔物語集』に載るこの話は、それらよりも遥かに古い例である。

はら——腹

【語源】「ハリ(張)」の意か。

【覚書】「腹いっぱい喰う」というけれど、人間はどのくらいの量を食べられるのか。江戸時代の大食いコンテスト「大食会」の文化十四年(1817)の記録によると、「飯の部」の一位は五十四杯、「蕎麦の部」の一位は六十三杯、「菓子の部」の一位は饅頭五十個、羊羹七棹、餅三十個であった。

【諺・慣用句】「思うこと言わねば腹脹《ふく》る」……言いたいことを言わずに腹に溜めておくと、そのうちに神経が参ってしまうという意味。

類句としては、『徒然草』第十九段の「おぼしきこと言はぬは腹ふくるるわざなれば」の一節がよく挙げられるが、先後関係でいえば『大鏡』の「おぼしきこと言わぬは、げに腹ふくるる心地しける」の方が古い。

いずれにせよ、今も昔も、人は処世術として、本当に言いたいことを口に出さず、ぐっと飲み込んで暮らすものと知れる。

では、腹に溜まるのが「おぼしきこと」ではなく、旨い物だったらどうか。慣用句「旨い物は腹に溜まる」に従うと、それも困るらしい。「旨い物はついつい食べ過ぎてしまうから、せいぜい気をつけろ」という戒めである。

言いたいことを言えず、旨い物を腹一杯は喰えず、我慢ばかりを強いられるのだから、まこと渡世は辛い。

◎腹いっぱい食べたのに……――「今昔物語集」巻第二十八第十八

ある寺の別当は、八十歳を過ぎても矍鑠《かくしゃく》として元気であった。これを見て、長年、その座を狙っていた僧は怒り、あせった。

「あの爺さんはいつまで長生きするつもりだ。このままでは、七十歳を過ぎたわしの方が先に死んでしまいかねない。あいつを亡き者にして、なんとしてでもわしが別当になるのじゃ」

そこであれこれ考えた挙句、「和太利《わたり》」（毒茸の一種。月夜茸《つきよだけ》の古称）を食べさせて毒殺しようと思い定めた。

「『平茸です』と偽って喰わせたら、苦しみ悶えて死ぬだろう。いい気味だ」

というわけで、他人に見つからないようにこっそり山へ入って和太利をどっさり採取してきて、鍋へ入れて調理した。

こうして準備万端を整えてから、別当のところへ使いをやり、

「見事な平茸が手に入りましたので、ご一緒にいかがですか」

と誘いをかけた。

しばらくすると、別当が杖をついてやって来た。

よもやまばなしに華を咲かせながら勧めると、別当は上機嫌のうちに、腹いっぱい和太利料理を平らげた。

それを見た僧は、

「あれだけたくさん食べたら、確実に死ぬな。さあ、いまに見ていろ。もうすぐ毒が効いてきて、そこらじゅうに反吐を吐き散らし、頭が割れるように痛いと泣き叫んで、のたうち回ることだろう」

と内心、ほくそえんでいたが、待てど暮らせど、まったくその気配がない。

すると、それを見透かしたように、別当が微笑みながら、穏やかな口調でこう言った。

「わしも長いこと生きてきたが、今宵ほどうまく味つけされた和太利料理を食べたのは初めてじゃ」

なんと、別当は長年、和太利を食べつけていて、いっこうに毒にあたらない体質になっていたのだ。

僧はいたたまれなくなって、その場を離れ、奥へ引っ込んでしまった。

別当は、特段、非難するでも騒ぐでもなく、静かに自分の僧房へ帰って行ったという。

【付言】別当は、いつか自分が和太利料理で毒殺されかかるのを見越して、長年、和太利の毒にからだを慣らしていたのだろうか。それとも、単なる特異体質で、生まれながらにして和太利の毒に免疫があったのだろうか。それによって、この

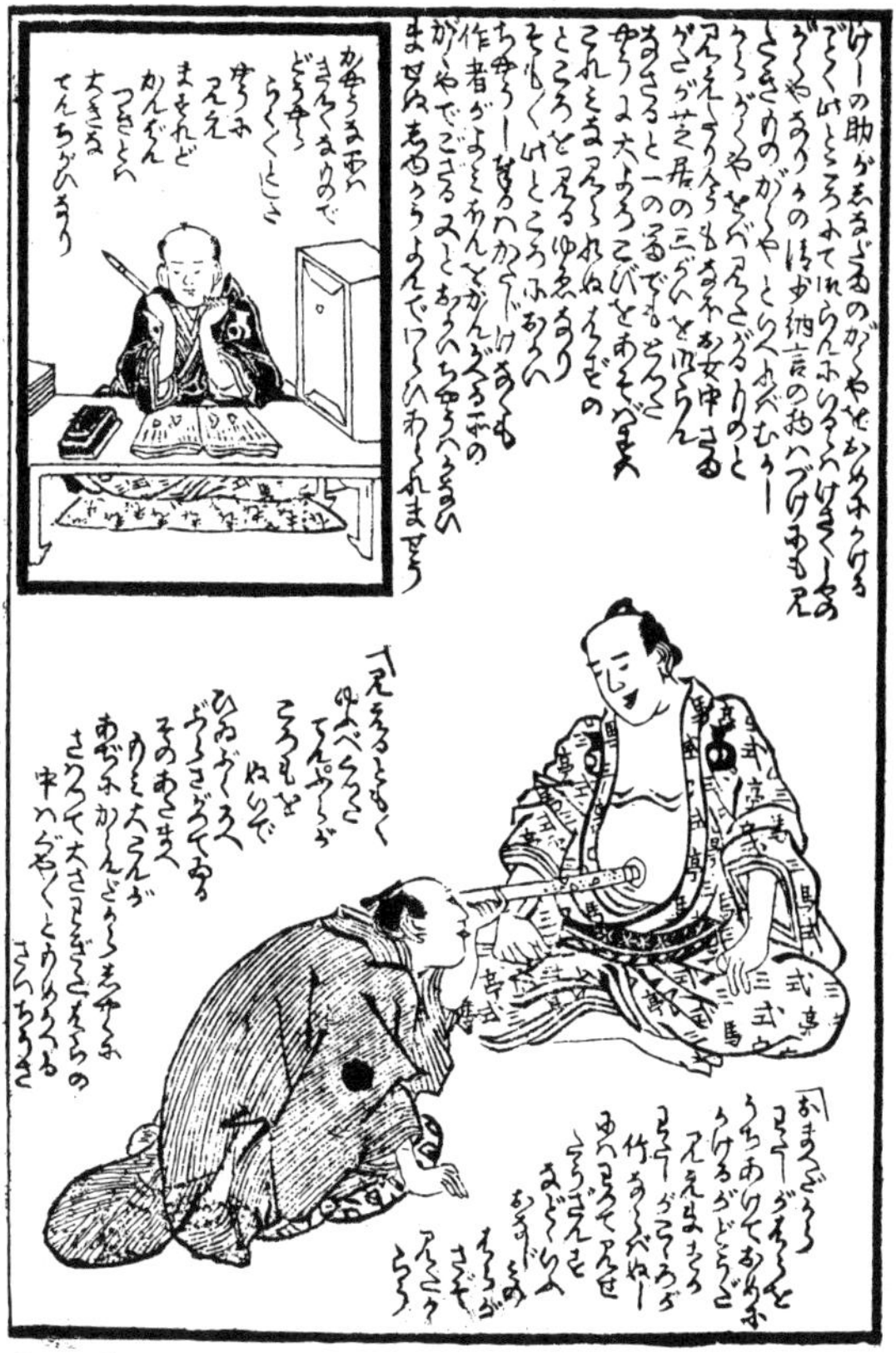

式亭三馬「腹之内戯作種本」(1811)の、腹の内を覗くの図

話の解釈がおおいに変わってくる。

むね——胸

【語源】身体の中心、最も根幹の部分という意味の「ミネ（身根）」が転じたか。

【覚書】胸が前へ出っ張っているのを、俗に「鳩胸《はとむね》」という。鳩の胸部の形状に似ているからである。子どもがこの症状の場合、過度に心配する親が多いが、生まれつきで軽度であって特段の症状がないのであれば、成長につれて目立たなくなることもあり、そのまま放置しておいて構わない。

【諺・慣用句】「口に接吻、胸に匕首《あいくち》」……口では調子のいいことを言っている人ほど、腹の中では何を企んでいるか分からぬものだという意味。

慣用句を生み出した人々は苦労人が多かったのか、「他人のことばを素直に信じてはいけない」「相手の愛想笑いにだまされるな」といった、人間不信と疑心暗鬼に満ちた教訓がたくさんある。「口に接吻、胸に匕首」もその一例。

とりわけ、相手が遊女ともなると、その言動への不信感は相当なもので、「傾城の胸は嘘の容れ物《いれもの》」と言い放っている。

とはいえ、客は客で、カネの力のものを言わせて座敷ではワガママ放題なわけだから、遊女にしてみれば「狐と狸の化かしあいで、おあいこだよ」と言いたいところだろう。なかなか「男は度胸、女は愛嬌」と単純にはいかない。

◎ **胸に秘めたるもの――「古今著聞集」巻第二十**

摂津国に住むある下女が、夏に屋内で昼寝をしていた。

すると、大きな蛇が現れて、尾を家の垂木《たるき》にまきつけ、頭を下げて女へ襲いかかろうとした。が、頭を女へ近づけること数度に及んだのに、そのたびに諦めて垂木の方へ引き返して行った。

下女の夫がたまたまこの様子を傍《はた》から見ていていぶかしく思い、寝ている下女へ近づいたところ、夏衣の胸のあたりに何やらきらきらと光るものが見えた。よく見れば、大きな針が生地に挿してあった。

夫は、

「さてはあの蛇は、この針を恐れて引き返したのか」

と思い、針を布から抜いてからその場を離れた。

そしてなおも様子をうかがっていると、今度は例の蛇はためらうことなく下女へ落ちかかってきたので、あわてて駆け寄って、蛇を取り除けた。

すると、下女は驚いて目を覚まし、こう語った。

「夢の中で、見目《みめ》麗しい殿方が私に言い寄って来たの。でもあんたが急に現れて、追い払ってしまったのよ」

このはなしからも分かる通り、人間は金物《かなもの》をいつも身に帯びていないといけない。針一本でも蛇を追い払う呪力があるのだ。

まして太刀ともなれば、かりにそれで武勇を立てることがなくても、ただ佩《は》いているだけで、護身の役目を十二分に果たしてくれるであろう。


【付言】「法力より武力」という時代の趨勢が現れた話である。蛇のみならず龍も金属物が嫌いなようで、かつて雨乞いの儀式の際には、龍が棲むという池へ鍋や鎌などの金属製品を投げ込み、龍をわざと怒らせて、雨を降らせようとした。

写本「三十二番職人歌合」(1838)
より〈胸叩〉。胸叩は、
歳末に上半身裸で胸を叩き
「祝い言」を叫ぶという門付芸

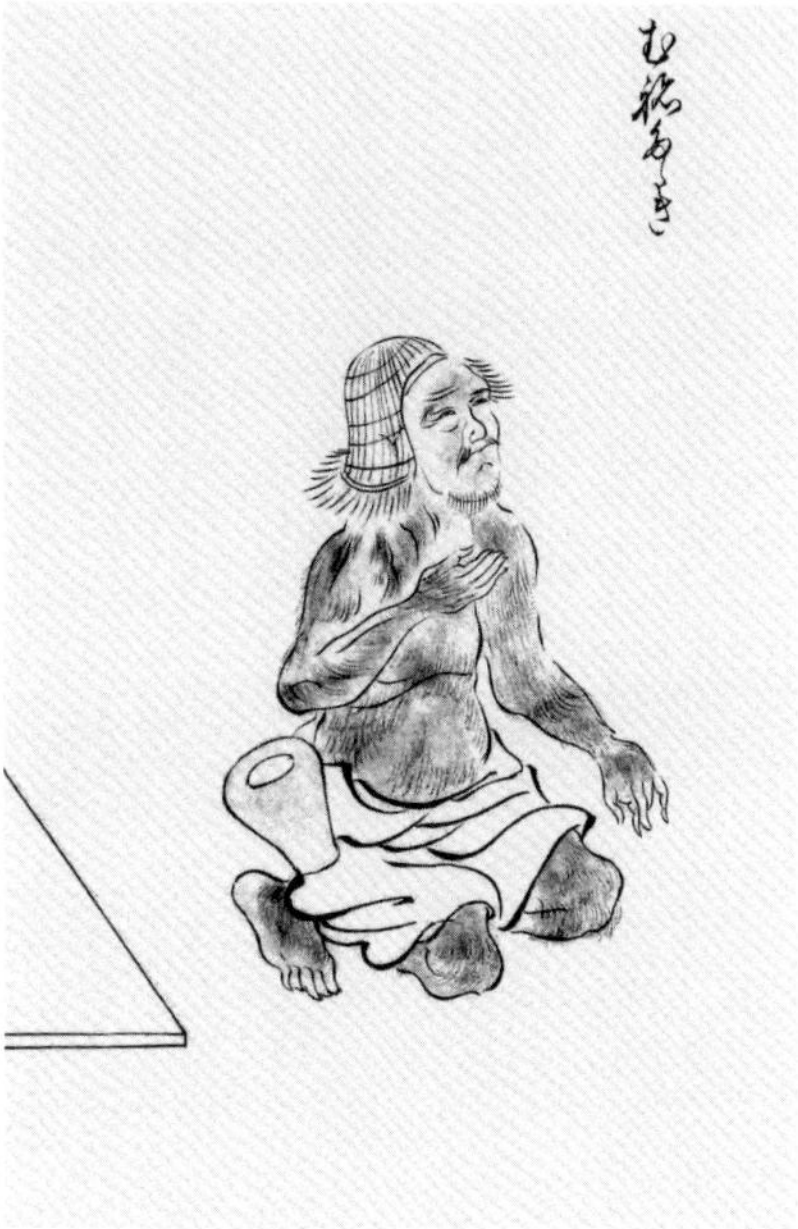

わき——（腋）

【語源】分岐を意味する「ワキ（分・別）」か。

【覚書】最近、若い女性を中心に、美容外科へ通院して、レーザー照射により脇毛の「永久脱毛」をしてもらう人が増えた。ただし、業界での「永久脱毛」の定義は、「脱毛の施術が完了後一ヶ月の時点で、毛の再生率が二十パーセント以下であること」らしい。つまり、永久に生えてこないわけではないようだ。

【諺・慣用句】「大丈夫　金《かね》の脇差」……堂々たる体躯の立派な男子が本物の脇差をさしている様子から、「間違いない、心配するには及ばない」の意味。類義語に「大丈夫　金の草鞋《わらじ》」がある。

この「大丈夫」を誤解しやすい。

日常会話で相手を安心させたい時に使う「大丈夫、大丈夫」ではない。ここでいう「大丈夫」（「だいじょうぶ」あるいは「だいじょうふ」と読む）は、立派な男子のことである。偉丈夫（「いじょうぶ」あるいは「いじょうふ」と読む）ともいう。

また、近年盛んに使われるようになった「イケメン」は、昔の語でいえば「美丈夫《びじょうふ》」

である。美しい若者の意味。

ちなみに、高知、濵川《はまかわ》商店が誇る日本酒の銘柄も「美丈夫(BIJOFU)」である。平成三年(1991)から発売されているとのこと。

◎ **脇にはさんだ機転——「古本説話集」第四十九**

むかし、ある男が、清水寺の舞台の上で、数人と喧嘩になった。

お互い刀を抜いての争いだったが、多勢に無勢で追いつめられ、男は絶体絶命だった。

と、その時、男は堂舎の蔀《しとみ》(建具の一種)の戸を外して両脇にはさみ、清水の舞台から身を躍らせた。

すると、蔀の戸が翼代わりになって男はふわりと宙を飛び、鳥が地に降り立つように、谷底へ静かに無傷で着地し、そのまま逃げ去った。

上から見ていた喧嘩相手たちは、逃げられてくやしいというより、ただ驚き呆れて、去り行く男の姿を見下ろしていたという。


【付言】「清水の舞台から飛び降りる」を比喩でなく、実際にやってのけた男の話。

無傷だったのだから、立派なものだ。清水の舞台から飛び降りた人は、歴史上、この男の他にも大勢いるが、死亡したり重傷を負ったケースも少なくないという。

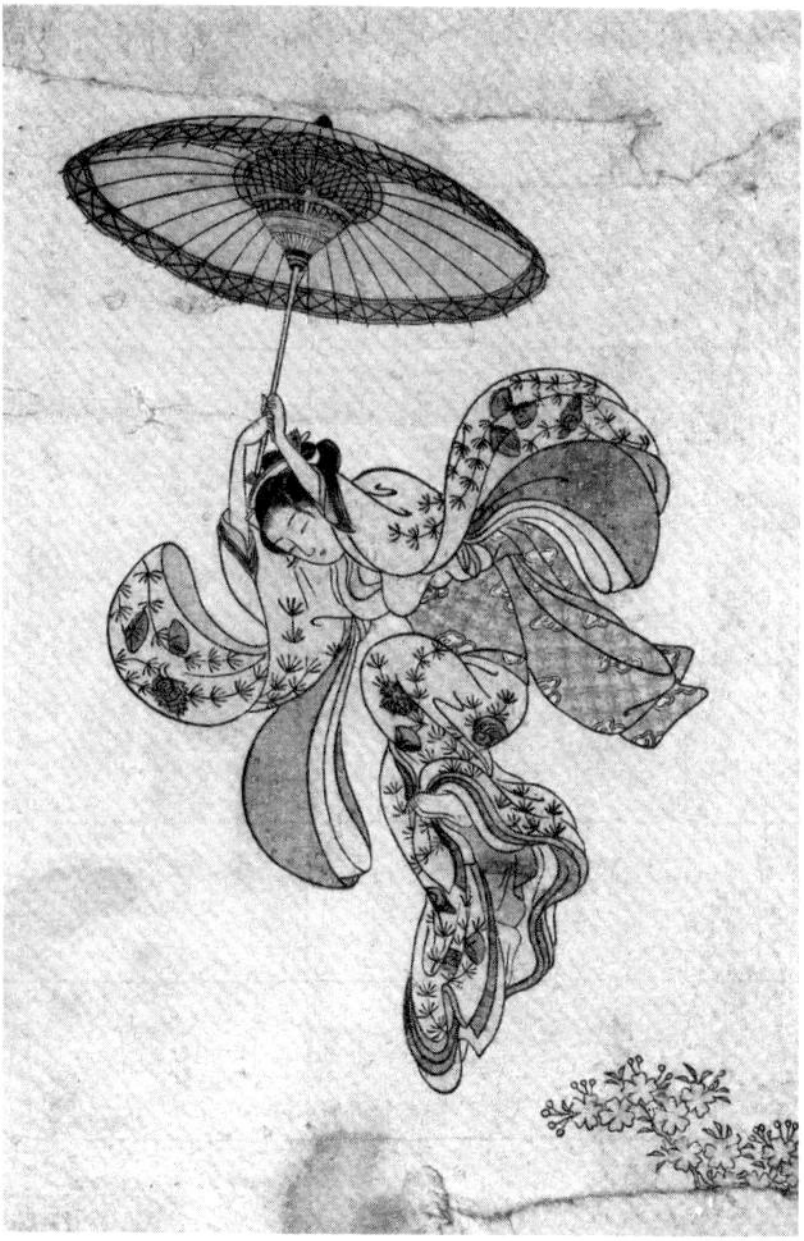

鈴木春信
「清水の舞台より飛ぶ美人」(1765)

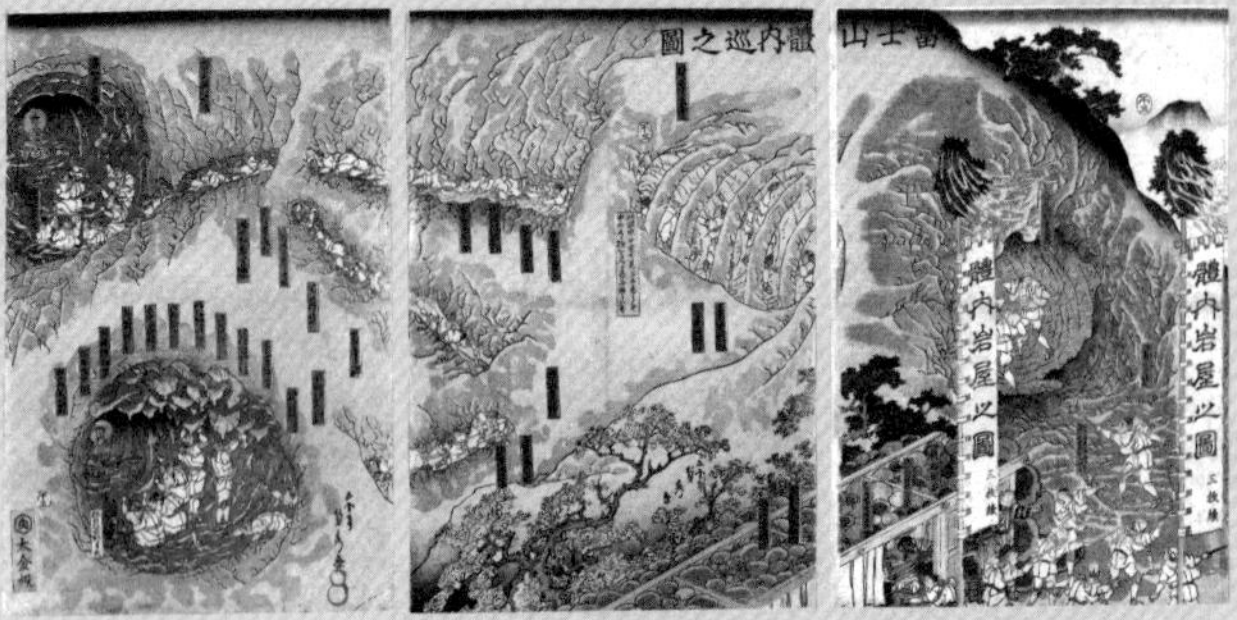

歌川貞秀
「冨士山體内巡之圖／體内岩屋之圖」(1858)

手《て》足《あし》の章――付「翼」

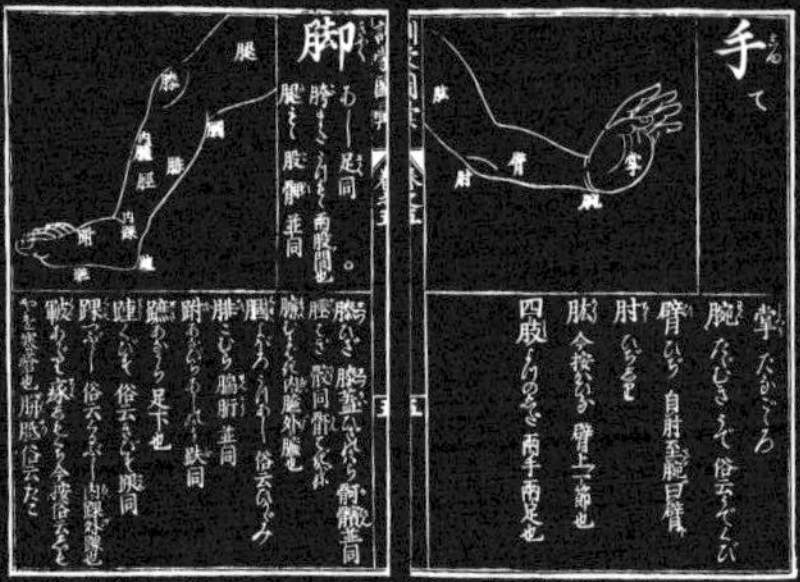

中村惕斎「訓蒙図彙」(1666)より

あし——足

【語源】「アシ(悪シ)」すなわち、身体の中で土について汚れた部分をいうか。あるいは、「ハシ(端)」の転かも知れない。

【覚書】釈迦ほど偉い人になると、足跡も信仰の対象になる。「仏足石《ぶっそくせき》」がそれで、釈迦の足跡を石に刻んだものである。インド、スリランカ、中国、韓国、日本などの各地に見られる。足形の中には、渦巻、宝剣、魚、月など多種多様な紋(模様)が描かれており、美術作品として見ても興味深い。

【諺・慣用句】「足寒うして心《しん》を病む」……「さまざまな禍は、下々の者たちの不平不満が嵩じて起こる」というのが本来の意味。類似語は「禍は下から」。しかし最近では、もっと直接的に「足を冷やすと心臓に悪い(から注意せよ)」と解されている。中国医学では「頭寒足熱」が健康の秘訣とされている。従って、逆に足を冷やすのは心臓のみならず他の臓器にも悪影響を与え、万病の元になるとされる。

薬師寺仏足石

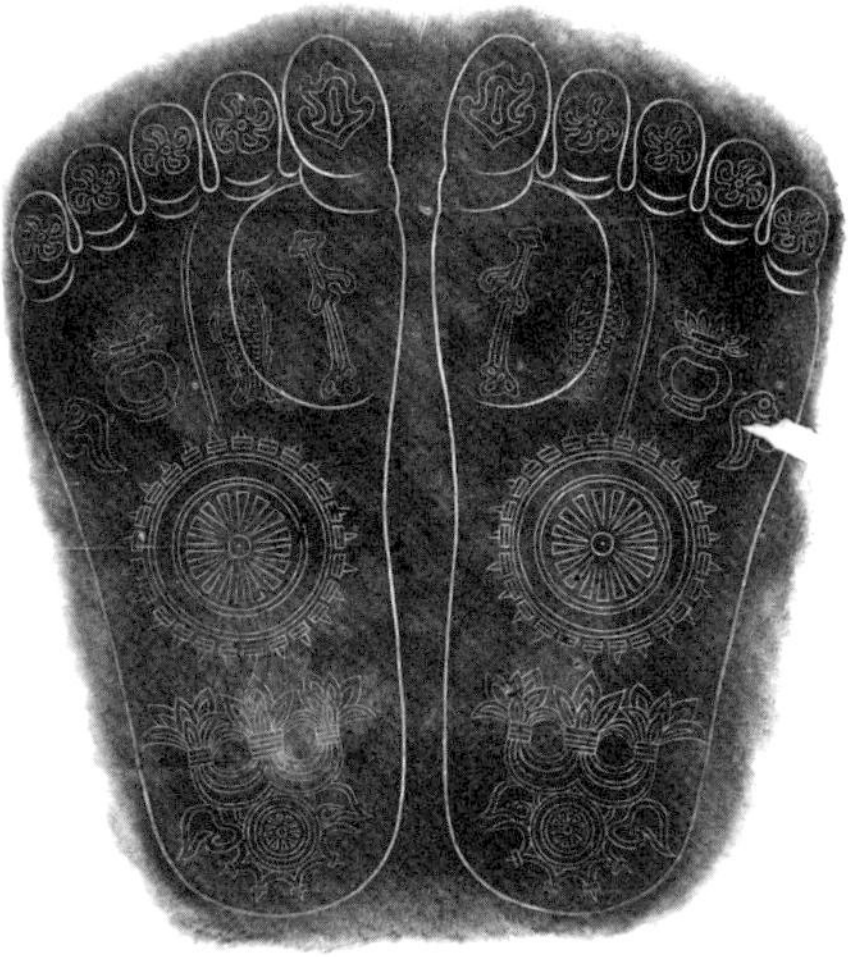

127　あし

◎足が動かぬ証拠――〔宇治拾遺物語〕巻第五第十三

比叡山の賀能《かのう》は評判の悪僧で、戒律は破るし、寺の物は勝手に使うし、やりたい放題の日々を送っていた。

ただ、そんな賀能にも、ふと良心が目覚めるときがあったとみえて、塔の下に捨て置かれたままの地蔵像の前を通るときには、かぶりものを取って礼拝してから横切ることが珍しくなかった。

そうこうするうち、賀能はあっけなく死んでしまった。

師僧はこれを聞き、

「僧の身であれだけの悪行を働いた不届き者だったから、いまごろは地獄の火に焼かれて苦しんでおるにちがいない」

と胸を痛めた。

その後、寺では奇妙なことが起こった。長い間、塔の下に放置されていた地蔵像がなくなってしまったのだ。

「修理のために、だれかが持ち去ったのだろう」

などと皆がうわさするうち、ある僧都の夢に高僧が現れて、こう告げた。

「地蔵菩薩様は、無間地獄へ堕ちた賀能を救うためにお出かけになられたのです」

僧都が、

「賀能のような罪人のために、どうしてでございましょうか？」

と訊ねると、

「塔の下におられた地蔵菩薩様の前を通るとき、あの者がしばしば礼拝していたからです」

と高僧は答え、続けてこう言った。

「ところで、地蔵菩薩様は賀能をお救いになられて、もうそろそろお戻りのはずです。地獄の炎で焼かれたおみ足がおいたわしい限りです」

ここまで聞いて、僧都ははっと目が覚めた。

急いで塔の下へ行ってみると、消えていた地蔵像が元の場所にあった。

しかも、足は黒く焦げていた。

【付言】地蔵が僧や信者の身代わりになってくれた、という「身代わり地蔵」の伝説は全国各地に残っている。その身代わりのパターンはさまざまで、この話によ
うに足を火傷するケース以外に、「刀で斬られる」「矢で射られる」などが知られ

る。お地蔵さまは、人間のせいで満身創痍だ。

うで――腕

【語源】「ウテ（打手）」の意か。

【覚書】腕といえば、河童の腕は抜けやすいらしい。河童が人間に相撲の勝負を挑み、片腕を引っこ抜かれて泣きをみたという伝説が全国各地に残っている。たいていの場合、人間は腕を返してやるから礼をよこせと迫っている。「毎月、川魚を届けろ」「骨接ぎの秘薬の製法を教えろ」など。妖怪より怖いのは人間だ。

【諺・慣用句】「四十肩《しじゅうがた》に五十腕《ごじゅううで》」……四十歳や五十歳に至ると、からだのあちこちにガタがきて痛み出すという意味。「四十肩」とはよく耳にする語だが、その後に「五十腕」と続くのが面白い。

なお、「腕」はその人の才覚・能力・力量という意味で用いられることが多い。例えば、「腕に覚えがある」（自分の力量を自負している）、「腕が落ちる」（能力が低下する）など。

ちなみに、「春の雪と年寄の腕自慢はあてにならぬ」は、なかなか辛辣な言い回し。春に大雪が降ったところで、気温が暖かいのですぐに溶けてなくなる。それと同じで、年寄りの自慢話はあてにならないというもの。超高齢化社会の典型である日本では、これを聞いたら怒り出す高齢者も多い筈だ。

◎ **腕が長い利点――「保元物語」上巻**

源為朝《みなもとのためとも》は、見るからに荒々しい若武者であった。

背丈は、七尺超（二一メートル超）で、通常の男を二、三尺上回る長身だった。

また、弓矢の道には天賦の才があったうえ、左腕が右腕よりも四寸（約十二センチ）ほど長かったため、他の誰よりも長く強い弓を引くことが出来たのである。

矢尻はこの上もなく鋭く研ぎ澄まされ、それが異常に強い力で射られるので、矢がひとたび命中すると、どんなものでも反対側まで突き通った。

豪壮な鎧を軽やかに着て、長い弓矢と太刀を身に帯びて戦場を駆けめぐるさまは、戦《いくさ》の神・毘沙門天が悪魔を退治するために暴れ狂っているかのようであった。

【付言】源為朝には伝説が多い。「保元の乱（1156）に敗れて伊豆大島に流されて、そこで死んだ」というのが定説だが、「実は死んではおらず、八丈島へ逃れた」「琉球まで渡って子を設け、その子が琉球王家の祖となった」など、ロマンに満ちた後日譚が伝えられている。

かかと——踵

【語源】「カクト（駆所）」の意か。

【覚書】人間の踵には「踵骨《しょうこつ》」という骨があり、それを人体で最も硬くて分厚い皮膚が覆っている。歩行の際に体重がかかる衝撃を和らげるためである。なお、靴の踵の高低は、靴のデザイン上、非常に大切であるばかりか、履く人の外見や挙動（立ち姿や歩く姿など）、ひいては健康にも密接に関係する。

【諺・慣用句】「踵が茶を沸かす」……おかしくておかしくて仕方がないことのたとえである。「臍《へそ》が茶を沸かす」ともいう。爆笑する様子をあらわすよりも、他人の言動をあざける際に使われることの方が多い。

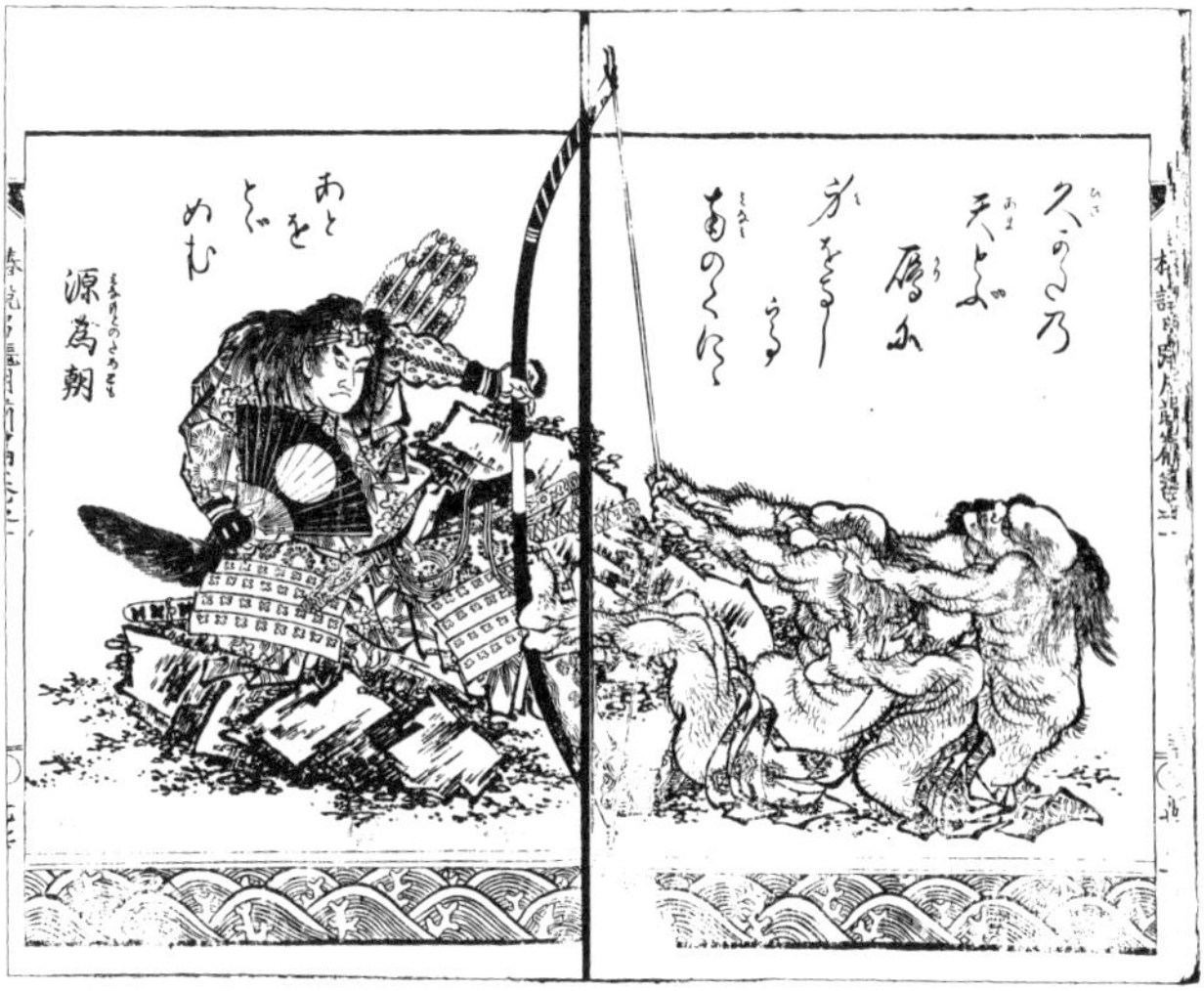

曲亭馬琴
「椿説弓張月」（1807–11）より
〈源為朝〉

ところで、そもそもなぜ踵が茶を沸かすのか。

鍵は「きびす」という語である。煎茶器である急須《きゅうす》は古くは「きびしょ」ともいった。「急須」の唐音が転じた発音である。この「きびしょ」がやがて「きびす」へ変化し、最終的に「きゅうす」になった。この「急須《きびす》」が「踵《きびす》」に通音することから、「急須《きびす》が茶を沸かす」を洒落て「踵《かかと》が茶を沸かす」と言い始めたものと思われる。

◎踵はどこへ行ったのか――「今昔物語集」巻第二十三第二十一

むかし、成村《なりむら》という相撲取りがいた。

ある日、仲間と一緒に大学寮の近くを通りかかった折、ふとしたことで学生《がくしょう》たちと小競り合いになった。

そこで、相撲取りの中でもとりわけ力自慢の男が、首領格とみられる学生を見せしめに懲らしめてやろうと、走りかかって尻を蹴ろうとして、足を高く上げた。

すると、学生はさっと身をかわし、相撲取りが上げた足をひっつかんで、まるで細杖《ほそづえ》でも持つかのようにぶら下げて、他の相撲取りたちの方へ突進して来た。相撲取りたちは蜘蛛の子を散らすように逃げ去った。

学生は、ぶら下げていた相撲取りをぐるぐる回してから、ぽーんと投げ出した。相撲取りは遠くへ飛ばされて、地面へ落ちるや、気絶してしまった。

次に標的になったのは、成村だった。

例の学生は、すさまじい速さで追いかけて来る。

逃げに逃げた成村が目の前の土塀を飛び越えると、学生は、

「逃がすものか」

とばかりに手を伸ばして、成村をつかもうとした。

が、それは一瞬遅く、成村のからだをつかむことは出来なかった。

ただ、土塀を越え残っていた片足の踵にはかろうじて手がかかった。

成村は飛び越えて前へ逃げようとする。学生はその踵を沓《くつ》越しにつかんで離さず、後ろへ引き戻そうとする。そうした両方の力が同時に逆向きに働き、成村の片足の踵は、沓ごとすっぱりと切り取られてしまった。

どうにか土塀の内側へ逃げこんだ成村が見ると、片足の踵が沓ごとなくなっており、血が噴き出していた。

その後、成村は、傷をかばいつつ、どうにかこうにか宿所へ帰り着いた。例の気絶した相撲取

りも、仲間に担がれて宿所へ運びこまれていた。

後日、成村は、上司に、

「あれほどの怪力の者は見たことがございません。きっと素晴らしい相撲取りになることと存じます」

と報告した。

このことが帝の耳に達するや、

「ただちにその者を相撲人として召し出すべし」

との命が出た。

そこで大勢がその者を尋ね捜したが、どうしたわけか、身元がいっこうに判明せず、どこのだれであったかが分からないまま、その件は沙汰止みになった。

奇妙なこともあるものだ。

【付言】この話でも分かる通り、どんな分野でも、世の中、上には上があるということだ。自分の力を過信して思い上がらないよう、留意しなければいけない。でないと、ひどい目にあう。

こぶし——拳

【語源】形が木の節に似るから、「コブシ（木節）」の意か。

【覚書】握り拳は、道具を持たずに闘う際の、最も原始的な武器である。それが証拠に、多くの武芸では、握り拳を使った多彩な技が編み出されている。物理的な打突を加えなくても、ただ拳を前や空中に突き出すだけで、抵抗や闘争の意思表示になるから、しばしば革命や政治運動のシンボルにもされてきた。

【諺・慣用句】「握れば拳、開けば掌《てのひら》」……何やら禅問答のようであるが、同じ手が握れば拳になり開けば掌になるように、同じものでも心の持ち方ひとつで如何様《いかよう》にも変えることが出来るという意味。

確かに、手を開いて相手と掌を合わせて握れば友愛の握手となるし、強く握り締めて拳をつくり、相手の身体を打突すれば攻撃であり、激しい闘争が勃発する。円滑な社会生活のため、誰しも出来ることなら、拳を振り回す事態は避けたい。そこで、「怒れる拳、笑顔に当たらず」「握れる拳、笑《え》める面《おもて》に当たらず」（怒って振り上げた拳も、にこにこ笑っている人の顔へ打ち下ろすことは出来ない）などと言われ、笑顔の効用がしきりに説かれている。

ただし、それもケースバイケースであって、怒っている相手の前で下手に笑顔をみせると「怒られている時にヘラヘラ笑うな」と、却って相手を激昂させてしまうこともある。世渡りというのは難しい。

◎拳でなにを退治したか――「古今著聞集」巻第十六

藤原能保《ふじわらのよしやす》の家来の中に、友正という男がいた。

幼いころから宮仕えしていることを鼻にかけ、

「大昔からお仕えしているのは、この俺様だけだ」

と言っては、いつも他人を見下すので、同輩たちからは嫌われていた。

さて、ある日、家来たちが雑談をするうち、近隣で悪名高い犬のはなしになった。この犬は、やたらと人間に噛みつくので恐れられていたのだった。

「なんとかひっ捕まえてやりたいものだ」

とだれかが何気なく口にしたところ、友正は、

「俺にかかったら、そんなことくらい朝飯前だ」

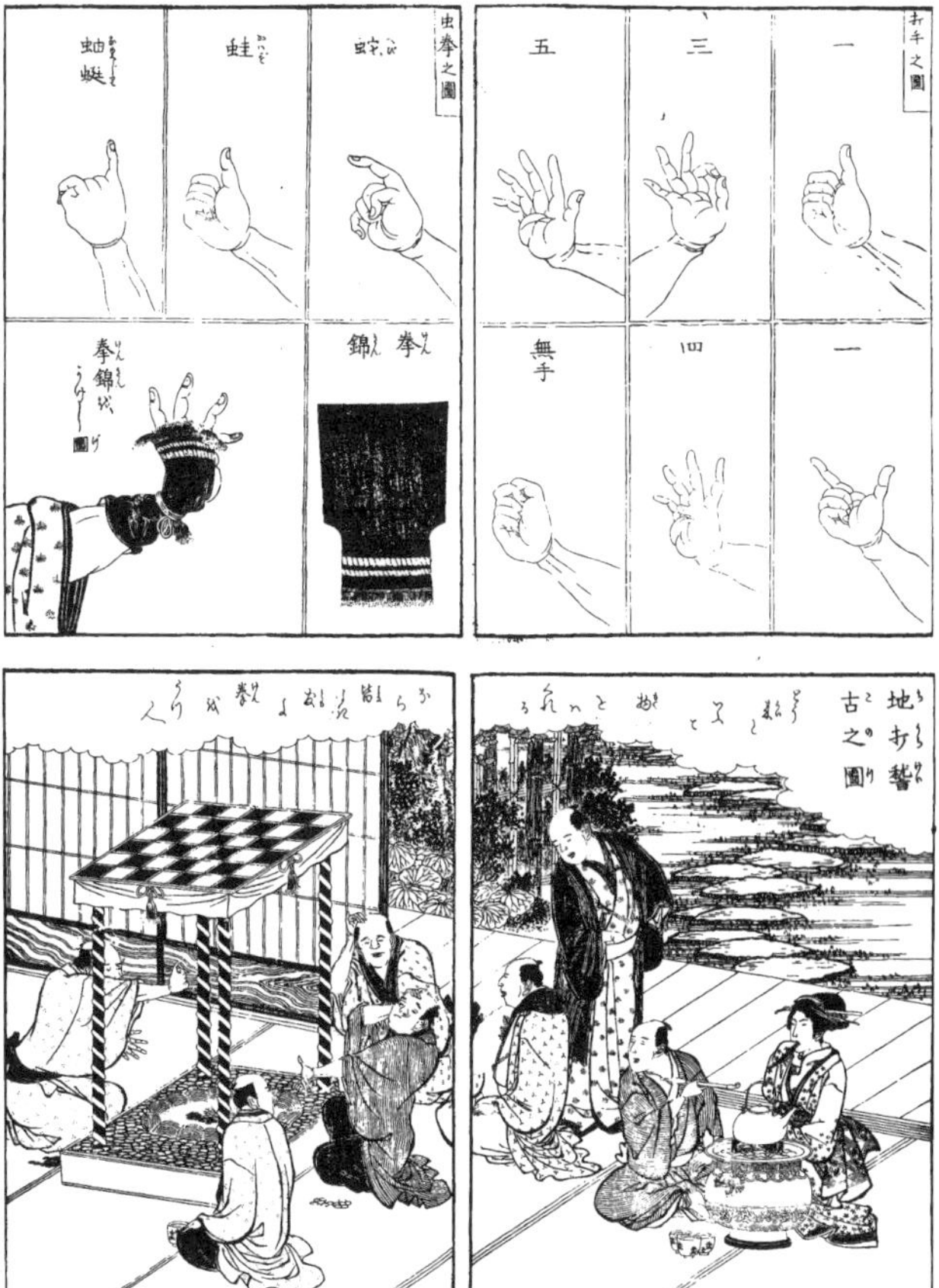

義浪
「拳会角力図会」
（1809）より

と言い放った。

一同はこれを聞き、

「犬に喰いつかれた友正を観たら、日ごろのうっぷんも晴れるだろう」

と思い、示し合わせて、

「いやいや、いくらおぬしでも、それは無理だ」

とおおげさに首を振って否定した。

すると、皆の狙い通り負けん気に火がついた友正は、こう切り出した。

「もしも俺が首尾よくあの犬を取り押さえられたら、お前たち全員がひとつずつ、何か褒美の品を俺にくれ。逆に俺がしくじったら、罰として俺がご一同を盛大におもてなししよう」

こう約束しておいて、友正は袴の裾を少しまくって動きやすくしたうえで、例の犬の前をわざと横切った。

犬はそれを見ると案の定、大きな口を開け、喰いつこうと飛びかかってきた。

すると、友正は、拳を握って犬の口の中へ深くさし入れた。

こうなると、犬はもはや噛むことが出来ない。

友正はもう片方の手で犬の頭頂の毛をつかみ、すさまじい力で打ち続けて懲らしめた。

これ以降、この犬が人間に噛みつくことはなくなった。観ていた一同は、いささかくやしくはあるけれども友正の働きぶりを称賛し、各自、約束の引出物を授けてやったという。

【付言】いくら噛み癖のある犬の調教だといっても、友正のやり方は乱暴至極。愛犬家は眉をひそめることだろう。くだんの犬が人間恐怖症になっていないことを祈る。

たなごころ——掌

【語源】手の真ん中・中心ゆえ、「タナゴコロ（手之心）」か。
【覚書】ノーベル賞作家、川端康成の有名な小説集に「掌の小説」がある。読み方は「たなごころのしょうせつ」「てのひらのしょうせつ」の二通りがある。昭和四十六年（1971）に刊行された。百十篇ほどを収録している。ちなみに、この中の数篇に基づいた映画『掌の小説』の封切は、平成二十二年（2010）。

【諺・慣用句】「指を惜しんで掌《てのひら》を失う」……指を惜しんで手ごと失ってしまうように、少しばかりの損を惜しんだために最終的に大損をしてしまうこと。類義語に「一文吝《おし》みの百知らず」がある。井原西鶴の『武家義理物語』巻一に載る。ある武士が不覚にも銭を小川へ落とした。そこで、三貫文という大金を出して大勢の人を集めて川ざらえをさせた。これを見て世人は「一文吝みの百知らず」とあざ笑ったが、本人は「銭を川底に放置したら、国の重宝がみすみす朽ち果てることになる。某《それがし》の払った三貫文は世にとどまって、天下の廻りものになるのだから、決して無駄金ではない」と言って、けろりとしていたという。

◎ **掌の中身――「今昔物語集」巻第十二第二**

聖武天皇の御代。

遠江国の茅上《ちがみ》という男は道心を起こし、仏塔の建立を思い立ったのだが、日々の雑事にとり紛れて、長年、それを果たせずにいた。

そのうち、茅上の妻が、六十三歳であるにもかかわらず身ごもり、やがて女子を産んだ。

茅上夫婦は、ともかくも安産だったことを喜んだが、生まれた赤子を見ると、左手を堅く握りしめている。開こうとすると、いよいよかたく握りしめる。

茅上は、

「普通ではあり得ない歳で授かった子だから、五体満足とはいかなかったのだろう。しかし、縁があって、わしの子として生まれたのだから……」

と思い、大切に育てた。

その後、娘は、比類なき美少女へと成長した。

さて、娘は七歳になると、初めて左手を開いて、中を父母へ見せた。父母が喜んで見てみると、掌にはふた粒の仏舎利が乗っていた。

父母は、

「この子は、仏舎利を握りしめて生まれたのだ。凡人ではあるまい」

と心づき、以後はますます大切に、慈しみながら養育した。

なお、仏舎利のことはすぐに近郷近在の評判となり、ついには国司や郡司の耳にも入った。皆が尊び、称《たた》えたことは言うまでもない。

ここに至り、茅上は「いまこそ仏塔を建立し、仏舎利を収めよう」と奮い立った。

しかし、やはり独力では難しかった。

そこで、信心仲間と語らって喜捨をつのり、近隣の磐田寺《いわたでら》の境内に五重塔を建てて、娘の掌中にあった仏舎利を収めて供養した。

すると、ほどなく娘は急死した。

父母の悲しみははかり知れなかったが、ある人は、

「仏塔建立という宿願を遂げさせるために、仏さまが娘さんへ化身して、舎利をお授けになられたのでしょう。そして、無事に塔が建ち供養が済んだのを見届けて、娘さんはお隠れになられたのですよ」

と言い聞かせて、なぐさめたという。

【付言】仏舎利とは釈迦の遺骨である。寺院の仏塔は、仏舎利を祀るための建造物である。亡くなった釈迦への強い敬慕の念が、仏舎利信仰を生んだ。ただ、仏舎利を実際に目にしたことのある人は少ない。

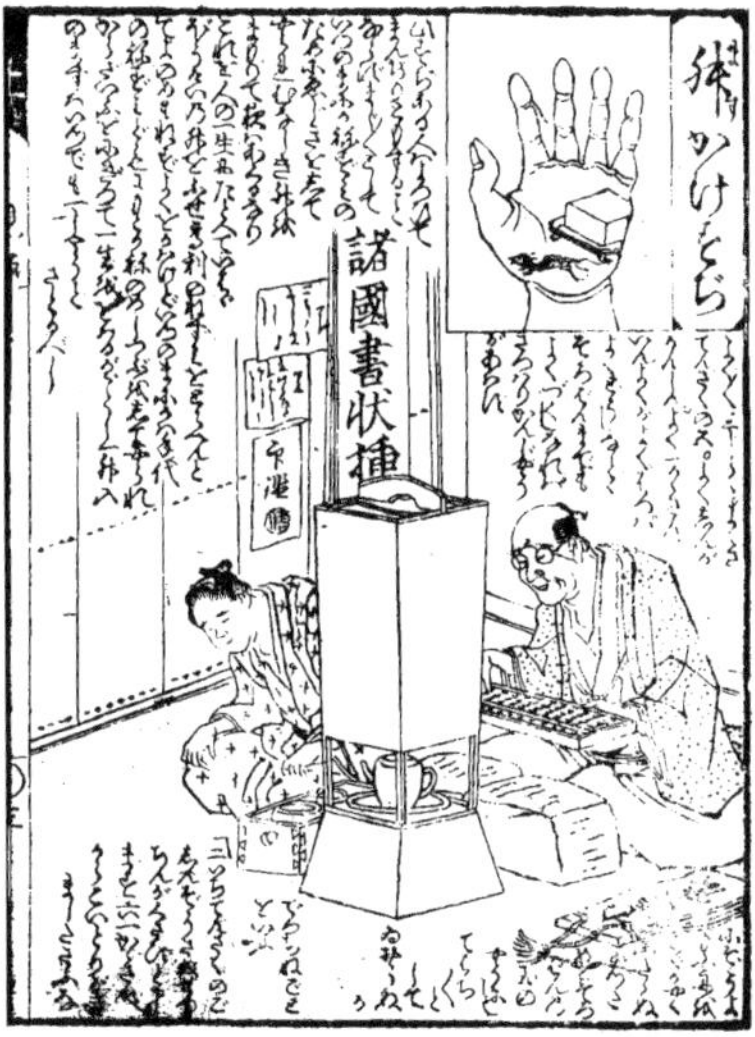

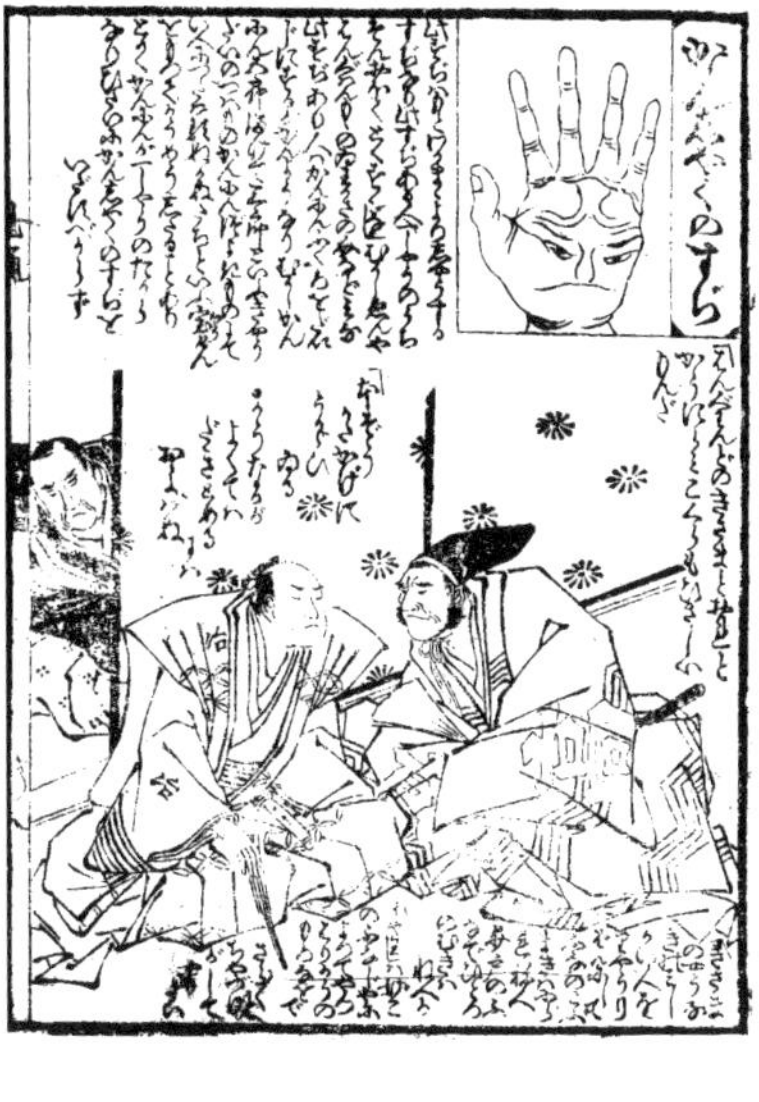

山東京伝作、北尾重政画「裡家算見通坐敷」（1803）に描かれた〈手相〉のパロディ

つめ——爪（手）

【語源】手指の先端を意味する「ツマ（端）」が変化したか。

【覚書】猫に手足を引っかかれたら要注意。傷が小さく浅いことが多いから、たいしたことが無いように思いがちだが、猫の爪に存在するアフィピア菌やバルトネラ菌に感染している恐れがある。運悪く感染したら、数日から二週間ほどで傷口が化膿し、発熱したり、リンパ腺が腫れたりすることもある。

【諺・慣用句】「苦髪楽爪《くがみらくづめ》」……生活苦にあえいでいる時には髪がよく伸び、安楽に暮らしている時には爪がよく伸びるという意味。世俗的に解釈すれば「貧乏な人はろくろく理髪店へも行けないから頭髪は長く伸びたまま、金持ちは美味しいものばかり食べて栄養状態が良いので爪も早く伸びる」ということか。

ところが、一方では、真逆の「楽髪苦爪《らくがみくづめ》」という言い回しもあるから、ややこしい。医学・生理学的にはどちらが正しいのかもよく分からない。

ちなみに、「爪に火を灯《とも》す」という慣用句もある。油や蝋燭などの代わりに爪を燃やして明かりを得るところから、倹約ぶりが尋常でないことをいう。貧乏人が

「爪に火を灯す」のなら、爪の量は多い方が良いから「苦爪」が望ましく、金持ちがケチで「爪に火を灯す」のなら、「楽爪」をうまく利用していることになる。ところで「爪が長い」とは、「欲深いこと」をいう。欲深く、なんにでも手を伸ばす比喩で「爪が長い」というのか。この長い爪は果たして「楽爪」か「苦爪」か。考えていると、頭がこんがらがってくる。

◎爪にこもった想い――「十訓抄」下九ノ四

藤原斉信《ふじわらのただのぶ》は優れた人物だったので、兄の誠信《さねのぶ》を飛び越えて出世し、中納言に就任した。誠信は、己の無能さを棚に上げて斉信を深く恨み、ねたみと無念さに苦しみ悶えながら、七日の後に息を引き取った。

両手を握りしめたまま亡くなったそうなのだが、あまりにくやしかったとみえて、十指の爪がことごとく手の甲まで突き通っていたという。

国王でも臣下でも、弟が兄を追い越すというのは決して珍しいことではないのに、そこまで思いつめるとは、まことに恐ろしい限りだ。

【付言】この話に限らず、爪は呪いやなじないと縁が深い。黒魔術で呪詛の祈祷を行う際には、呪いたい相手の爪や髪を金属器や骨盃に入れて燃やしながら、呪文を唱えるという。

つめ――爪（足）

【語源】足指の先端を意味する「ツマ（端）」が変化したか。

【覚書】足の「巻き爪」は若い女性が罹患することが多かったので、かつては「ハイヒールが原因なのでは」などと言われていたが、最近では、歩行の際、指先に正しく力が伝わっていないことで爪が変形するものと考えられている。足に合わない靴を履いていることのほかに、爪の伸ばし過ぎも原因のひとつ。

【諺・慣用句】「能ある鷹は爪を抜かる」……あまり欲張りすぎると、すべてを失う羽目に陥るという意味。類義語に「二兎を追う者は一兎をも得ず」がある。ちなみに、鷹の爪は人間でいえば足の爪にあたるが、例えば「鼠捕る猫は爪隠す」の爪は前足の爪のイメージが強い。

いずれにせよ、猫は爪を引っ込めることが出来る(虎もそうである)。それ故、飼い猫の爪を切ってやる時には、引っ込んでいる爪を出させないといけない。勿論、わざと怒らせて引っ掛かれながら切るわけにもいかないので、爪の根元部分を指で挟んでそっと押してみよう。難なく爪が飛び出て来るはずである。

◎**爪の血**——**「今昔物語集」巻第二十七第十**

醍醐天皇の御代。

夜な夜な、あやかしが現れ、宮中の殿舎の燈明の油を盗んでは紫宸殿の方へと姿をくらますことを繰り返した。

そこで、源公忠《みなもとのきんただ》がみずから名乗り出て、あやかしの正体を見届けることになった。

さて、三月の長雨の夜。

公忠は紫宸殿の北側の脇戸のかげに潜んで、あやかしの到来を待った。

そして、夜更け過ぎ。

怪しげな足音が聞こえてきた。殿舎の燈明油を盗んでいるのは、おそらくはこいつであろう。

重い足音だった。

暗くてよくは見えないが、公忠は戸を開けて外へおどり出ると、あやかしを力いっぱい蹴り上げた。

すると、たしかに足に何かが強く当たった感触があった。

蹴られたあやかしは、油を床にこぼしながら、南の方へ逃げ去って行った。

公忠は深追いせずに引き返し、灯火で足を見てみると、親指の爪が割れて、血がついていた。どうやら自分ではなく、相手の血のようだった。

翌朝。

蹴った場所を確認してみると、おびただしい量の血だまりが残っていて、廊下に血が点々と落ちている。

たどっていくと、紫宸殿のとある部屋へ行き着いたので、戸を開けて中を調べてみたところ、床一面に血がこぼれてはいるが、何者の姿もなかった。

これ以降、油の盗難はなくなった。

公忠は帝からお褒めのことばを頂いたという。


【付言】あやかしに対する公忠の攻撃方法がいささか不思議だ。刀で斬りつけるでもなく、体当たりするでもなく、なぜいきなり足で蹴り上げたのか。また、相当強く蹴り上げたとみえて、足の親指の爪が割れていたにもかかわらず、出血していなかったのも不審といえば不審だ。

て──手

【語源】長く突き出たという意味の「イデ（出）」が変化したか。

【覚書】怪力の主が手で石や岩を押すと、手形が残る。そうした「手形石」の伝説が日本各地にある。例えば、茨城県の竪破山《たつわれさん》（標高六五八メートル）には、豪傑、源義家《みなもとのよしいえ》が右手で押した跡とされる「手形石」が残る。「義家は身長が六メートルもあった」との言い伝えには驚かされる。

【諺・慣用句】「口は口、手は手」……奇妙というほどでもないが、慣用句の世界では、手はしばしば口とセットで語られる。例えば「口は口、手は手」は、弁舌は爽やかだが実際の仕事はからきし駄目という意味。「口たたきの手足《て》らず」「口ほどに手は動かず」「口では大坂の城も立つ」ともいう。引き合いに出された大坂城が気の毒に見える。

無論、世の中には優秀な人間もいる。話が面白く商談も上手で、しかも仕事もてきぱきこなすのだ。それ故、そういう手合いを表現する語もちゃんとある。「口八丁手八丁」「口も口、手も手」などである。「口は口、手は手」と「口も口、手も手」は、「は」と「も」の一字で大違いだ。

なお、「口八丁手八丁」を絵に描いたように仕事を鮮やかにやり遂げたにもかかわらず、折悪しく、成功を見届けてくれた人がいなかった場合には、仕方がない。「手褒め千両」といこう。褒めてくれる人がいないので、自分で自分を褒めることをいう。

◎手が招く――「今昔物語集」巻第二十七第三

源高明《みなもとのたかあきら》の屋敷には化け物が出るとの噂があった。母屋の東南の柱には節穴が空いていたのだが、夜な夜な、その節穴から、小さな子どもの手がにゅっと出て、手招きするのだった。

高明はおおいに驚き怪しみ、穴の上に経を結びつけてみたが効果がなかった。仏の絵像を掛けてみたが、やはり妖しい手は出た。

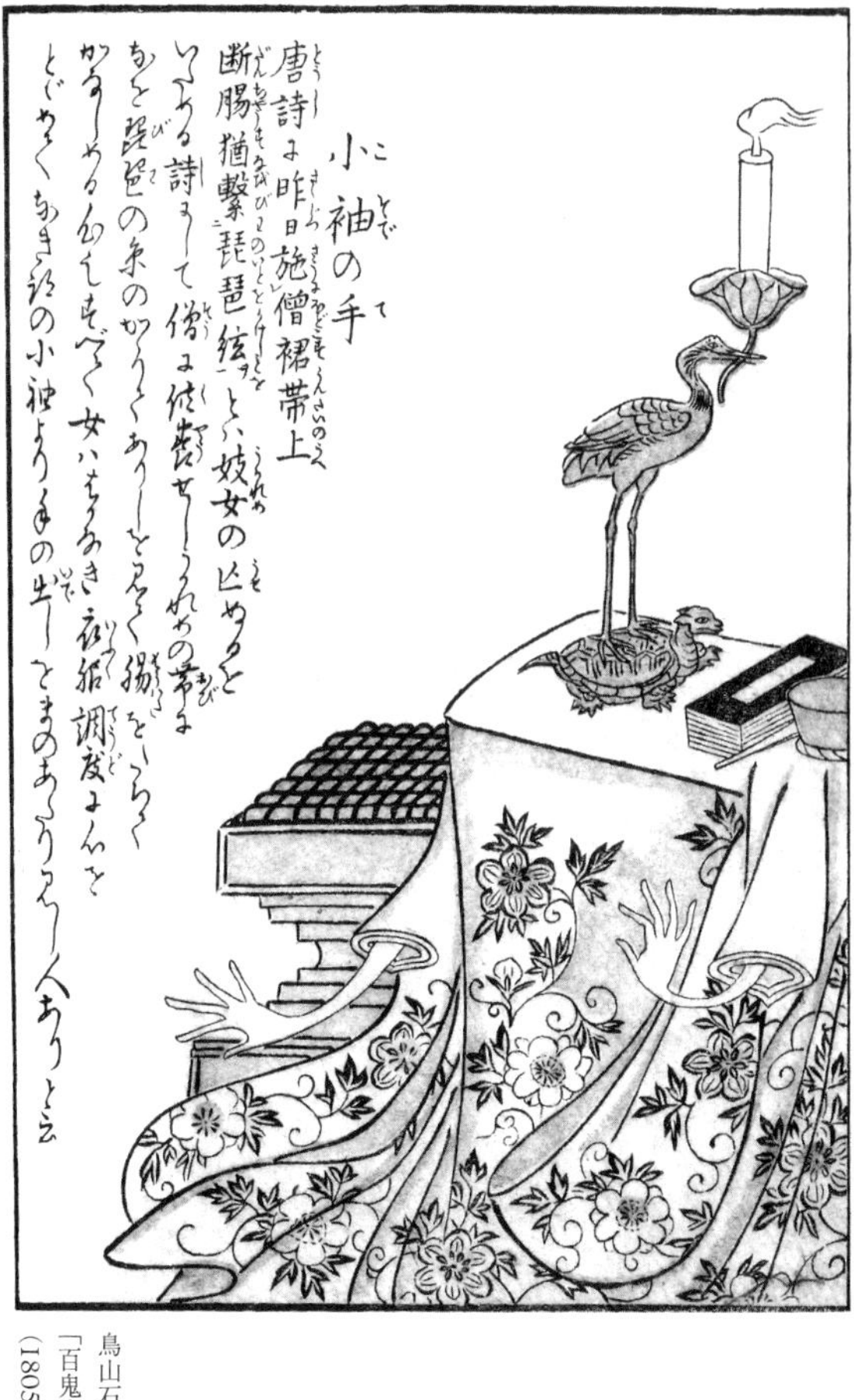

鳥山石燕「百鬼夜行拾遺」(1805)の〈小袖の手〉

こうして、真夜中、人が寝静まるころになると穴から手が出て、暗闇で手招きすることがその後も続いた。

皆はあきらめかけていたが、ある人が、

「もう一回だけ、別の方法を試してみよう」

といって、矢を一本持ってきて、穴へ深くさし込んでみた。

すると、手は出なくなった。

「ならば……」

とばかりに、今度は鋭い矢尻の部分だけを深く打ち込んでみたところ、それ以降、ぱったりと手は出なくなったという。

「一本の矢の効験が経典や仏像の功徳に勝るとも思い難いし、これはいったいどういうことなのか」

と人々は首をかしげた。


【付言】首をかしげている人々の想いとは裏腹に、この物語が書かれた時代には、すでに仏の力は衰えを見せ、現実的な武の力が台頭してきていた。柱に突き立てられた一本の矢は、まさにその象徴であろう。

ひざ——膝

【語源】「ヒキキザル（立たずに、座ったまま尻または膝頭を床につけて進む）」の意か。

【覚書】超高齢化社会の到来で、膝を患う高齢者が増えている。それに配慮して、公共施設や商業ゾーンなどではエスカレーターの増設が進む。それ自体は結構なのだが、膝の痛みは、階段を上る時より下る時の方が大きいとも聞く。とすれば、設置したエスカレーターは上りと下り、どちらの向きで動かすのがよいのか。

【諺・慣用句】「膝借る嫁でも心通りにはならぬ」……「どんなに物分かりのよい嫁でも、いつもいつも姑の意向通りに動いてくれるとは限らない」という意味。嫁・姑の関係は、人類永遠の難題である。

こんな話がある。

ある酒宴で、集まった商人たちが愚痴を言い合ううち、誰の悩みが一番深刻か決めようということになった。ある男が「一人息子が商売に精を出さず、遊所に入り浸っている。このままではウチの身代が喰い潰されてしまう」と嘆いた。これを聞いた別の男は「血を分けた息子に自分の稼いだカネを使われるのなら親として本望じゃないか。私なぞは、つい先日、番頭に店のカネを持ち逃げされた。ずっと目をかけてやったのに……。やはり赤の他人は赤の他人だ」と愚痴った。

すると、もう一人が口を開いた。「お二人もお辛いでしょうが、最終的にはカネで何とかなるから、まだマシです。お恥ずかしながら、ウチは嫁姑の折り合いが悪く、家にいる間は針の筵《むしろ》です。息が詰まりそうです。いくらカネを積んだって、これればかり埒があきません」と涙声。

一夜の優勝者は満場一致で、三番目の男に決したという。

◎膝をついていた者――「徒然草」第二百三十段

五条の内裏には、あやかしが棲んでいると評判だった。

藤大納言《とうのだいなごん》が語ったところによれば、かつて殿上人たちが碁を打っていると、御簾を上げてこちらを見る者があった。

「いったい誰だ」

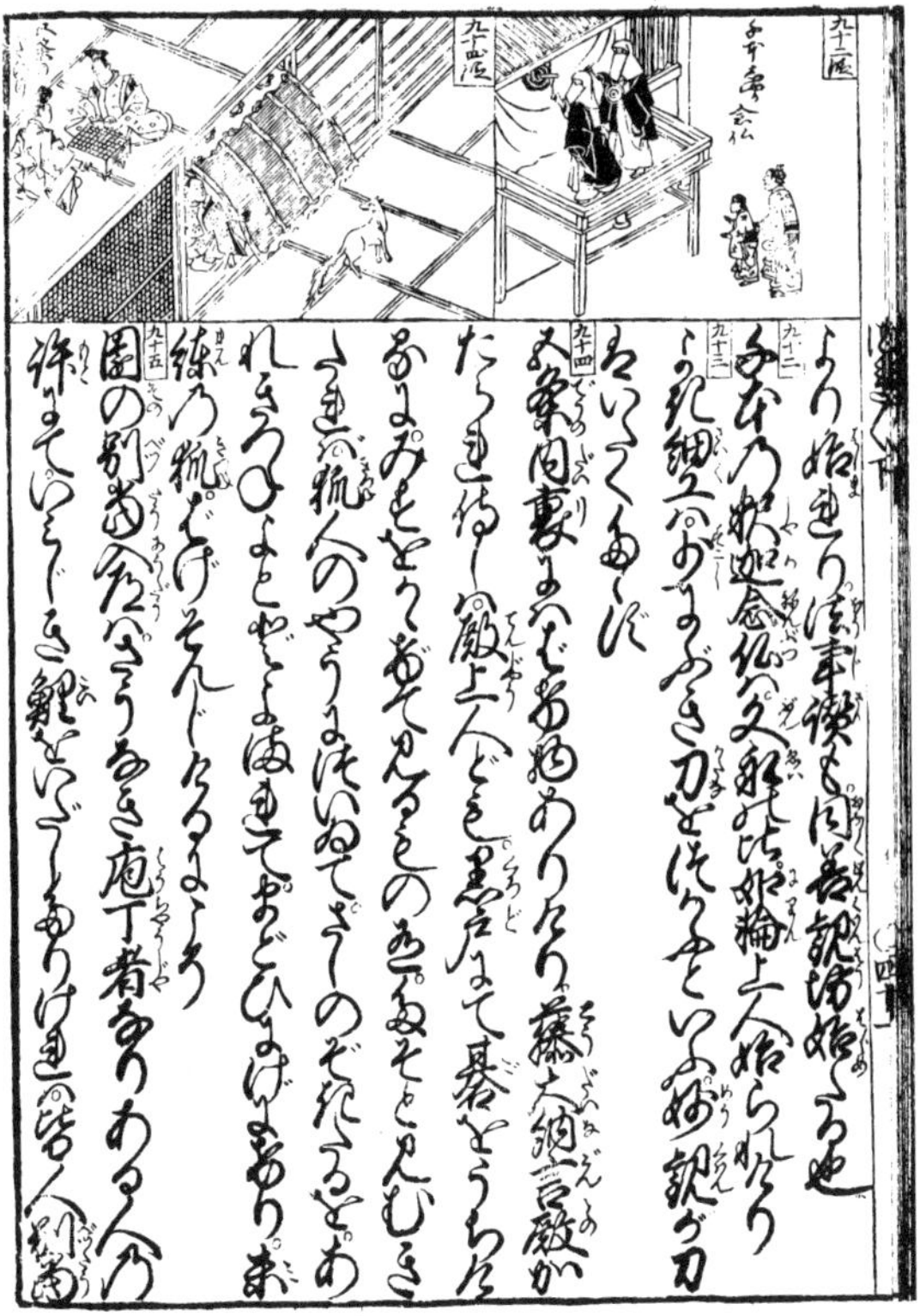

「徒然草絵抄」(1691)より
〈五条内裏には、妖物ありけり……〉
(ダイジェスト版につき九十四段としている)

と思って振り返ると、一匹の狐が、まるで人間がするように片膝をついて、こちらを覗きこんでいたという。

皆が、

「おやおや、狐だぞ」

と言い騒ぐと、まごついた挙句に逃げ去ってしまった。

きっと未熟な狐が化け損なって、元の姿でいることに気づかぬまま、ひざまずいていたのだろう。

【付言】化ける獣としては、昔から狐と狸が双璧。しかし、どちらかというと狸の方が陽性で、少し間の抜けたところもあるとされてきた。にもかかわらず、この話では、本来、変身の優等生であるはずの狐がケアレス・ミスを犯している。珍しい例だ。

ひじ――肘

【語源】「ヒキチヂミ（引縮）」の意か。

【覚書】膝枕は座った相手の膝から腿にかけての部分を枕代わりに寝ることで、しばしば親愛の情の現れとなる。つまり、二人がかりでないと出来ない。しかし、肘枕は、自分の腕を曲げて、肘の部分に頭を乗せて寝るのだから、独りの行為である。膝枕と違って、わびしさが漂うことは否定できないだろう。

【諺・慣用句】「肘鉄を喰らわせる」……ここでいう肘鉄とは、肘鉄砲の略。口説いてくる男を女が拒絶するさまをいう。

ここからも分かる通り、硬い肘は武器としても機能する。多くの武術で、肘を使った技がある。特にムエタイでは肘打ちが多用され、見た目もダイナミックで動きが派手なので、アクション映画の戦闘シーンにもしばしば登場する。

◎肘を折って得たもの――「沙石集」巻第九ノ二十五

かつて中国に、北叟《ほくそう》という男がいた。

何が起こっても、ことさらに嬉しがったり、悲しがったりしない、ちょっと不思議な人であった。

ある時、ただ一頭飼っていた馬が行方不明になった。

隣人が見舞ってなぐさめのことばをかけた折も、

「はてさて、喜んでよいものやら悲しんでよいものやら」

とつぶやくばかりだった。

数日後。

例の馬が、世にも素晴らしい駿馬《しゅんめ》を伴って、ひょっこりと戻ってきた。人々がやって来て、

「不運をお嘆きかと思ったら、一転しておめでたいことが起きましたね」

と祝ってやっても、北叟は、

「はてさて、悲しんでよいものやら喜んでよいものやら」

と言うだけで、別段、嬉しがる様子もなかった。

さて、そうこうするうち、最愛の息子がその駿馬で駆けていて落馬し、片腕の肘の骨を折ってしまった。

またまた人々が訪ねて来て、

「駿馬が手に入ったのはめでたいことでしたのに、息子さんのことはとんだ災難でしたね」

となぐさめたが、北叟は悲しむ風でもなかった。

そのうち、天下に大乱が起こり、大勢の若者たちが兵として戦場へ送り込まれて命を落とした。

しかし、北叟の息子は、肘の骨折が原因で腕が不自由になっていたため、戦争へは行かず、命を長らえた。

【付言】有名な「人間万時塞翁《さいおう》が馬」の逸話と同工異曲である。人間の禍福は転々として計り難いという意味。ちなみに前漢時代の哲学書『淮南子《えなんじ》』に載る塞翁の逸話では、息子は肘ではなく足を折ったことになっている。

ふくらはぎ——脹脛

【語源】「フクラ」は「フクラム（脹らむ）」の意。「ハギ」は「ハキ（佩き）」か。

【覚書】脹脛《ふくらはぎ》は別名「腓《こむら》」ともいう。したがって、この部位の痙攣《けいれん》を俗に「こむらがえり」と呼んでいる。数十秒から数分続くのが一般的。しばらく休息していると収まることが多いが、水泳中に起こると生命の危険にかかわるから、注意が必要である。

【諺・慣用句】「鶴の脛《はぎ》も切るべからず」……脛は、脚の膝《ひざ》から踝《くるぶし》までの部位を指す。前面が向う脛《ずね》、後面の膨らんだ部分が脹脛である。

鶴の脛が長いのは必要があってのことであり、「長すぎる」といって切ることは出来ない。それと同じく、物事の特色・特徴にはそれなりの必然性があるから、むやみに変えてはならないという意味。

ちなみに、これが鶴ではなく鴨になると話が変わってくる。「鴨の脛」とは、短いことのたとえである。

◎ **脹脛の威力——「今昔物語集」巻第十一第二十四**

大和国の竜門寺《りゅうもんじ》には、仙術を修行する二人の男がいた。

ひとりはあずみ、もうひとりは久米《くめ》といった。

あずみは早々に修行が成就して仙人になり、飛行の術を使ってどこかへ飛び去ってしまった。

そこで、残された久米は独りで修行を続け、時間はかかったが、ようやく仙人の身となって、大空を自在に飛び回っていた。

さて、ある日のこと。

久米が機嫌よく飛行中、吉野川へさしかかった。

ちょうどその時、川岸では若い女が洗濯をしていたのだが、着物が濡れないように、裾をたくし上げていた。

このため、久米がふと見下ろした折、女の白い脹脛につい目がいってしまった。すると、久米の胸中に、仙人にふさわしからぬみだらな感情がむらむらと沸き起こった。

とその瞬間、久米は通力を失って、女の目の前へ墜落してしまった。

その後、久米はその女を妻にして一緒に暮らすようになった。

こうして久米の仙人は、普通の人間、ただの久米へ戻ってしまった。

なんでも、その折に馬を売買して書いた証文が残っていて、そこには、

「前の仙人、久米」

と署名してあるという。


【付言】この話に着想の一部を得たと思われる歌舞伎が『鳴神《なるかみ》』。ある時、鳴神上

人が竜神を術で滝壺に封じ込めたため、天下は旱魃に見舞われて難渋する。そこで朝廷から送り込まれた絶世の美女、雲の絶間姫《くものたえまひめ》が色仕掛けで上人をたぶらかして酒を飲ませ、上人が酔いつぶれた隙に滝の注連縄を切って竜神を解放するというもの。

もも——腿

【語源】肉が盛り上がっている様子を指す「モリモリ（盛々）」の縮約か。

【覚書】腿を支える大腿骨は、哺乳類のからだの中で最も長く、強い骨である。人間の場合も、からだを構成する骨の中で最も長い。ちなみに、肉料理の中で腿肉を好物にする人は多いが、当然、動物により風味には違いがある。鶏の腿肉は脂肪分が豊富で旨い。他方、豚や牛の腿肉は赤みの肉質で、脂肪分は少ない。

【諺・慣用句】「股《もも》を割いて腹に充たす」……ここでいう股は腿のこと。自分の股の肉を割いて空腹を充たす、すなわち己を支えているものを犠牲にして欲望を満たそうとした結果、自滅してしまうことのたとえ。日本の為政者が愛読してきた

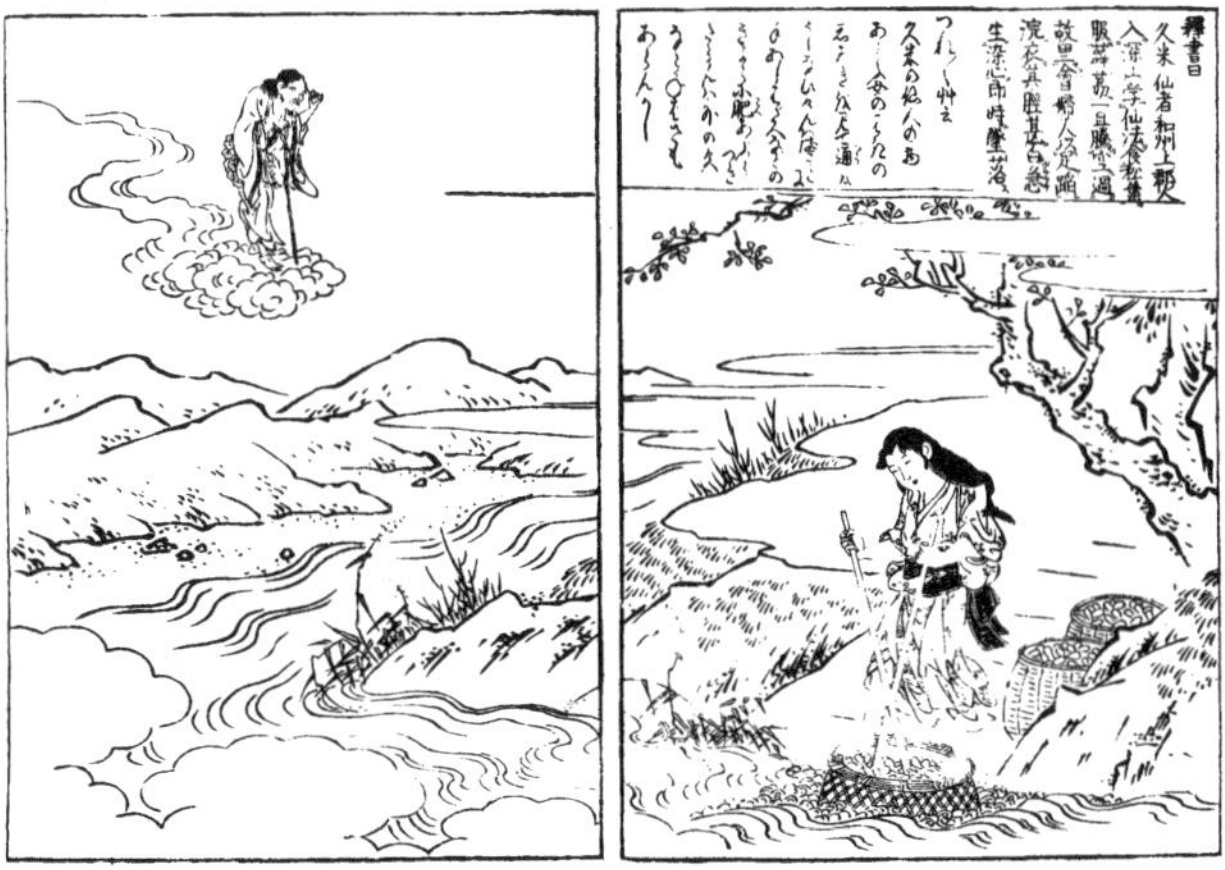

秋里舜福著、竹原信繁画「大和名所図会」(1791)より
〈久米仙人〉

『貞観政要《じょうがんせいよう》』（唐の呉兢《ごきょう》撰）に載る。

ちなみに、「蛸は身を喰う」という言い回しがあるが、これは「収入が無く、己の財産を食いつぶす」という意味。蛸は空腹になると自分の足を喰うという俗伝に基づく。

◎腿の肉――「今昔物語集」巻第十六第四

山寺に籠もり、熱心に観世音菩薩を信仰している僧がいた。

ある年の冬。

尋常ではない大雪が降り、寺は孤立してしまった。

雪で寺から一歩も出られないので、ふもとの村へ托鉢に行けないことはもちろん、木の実や草を採りに行くことも出来ない。もちろん、だれひとり訪ねてくる者はない。

十日も経つと、寺にあった食料も尽きて、僧は空腹と疲労のあまり、起き上がることも出来なくなった。

僧はわずかに残った力を振り絞って、観世音菩薩に願をかけた。

「私は長年、あなた様に祈りを捧げてきたものです。私は高い官位も金銀財宝も要りません。

かなうことならば、今日一日生きながらえるだけの食べ物を授けて下さいませんか」

そう祈りつつ、寺の壁の割れ目からふと外を見ると、狼が喰い残した猪の死骸が転がっていた。

僧は、

「おお、あれこそ、観世音菩薩様がお恵み下さったものにちがいない」

と喜び、必死で起き上がって割れ目から手を伸ばし、猪を中へ引きいれた。

「やれ、有難や。さあさあ、煮て喰おうか焼いて喰おうか」

と勇んだ僧だったが、ふと我に返った。

「長年、仏に仕えてきたのに、いまここで猪の肉を口にしたら、戒律を破ることになる。さすれば、今までの修行は水の泡。死後は地獄へ落ちてしまう」

僧は肉を前にしてさんざんに思い悩んだが、飢餓感には勝てない。

とうとう覚悟を決めて、猪の左右の腿の肉を刀で切り取って、鍋で煮て食べた。

やがて腹はいっぱいになり、満ち足りた気分にはなったが、一方で罪悪感も大きく、僧は複雑な思いで座り込んでいた。

それから数日後、ようやく雪が消えて、村人たちは僧の身の上を案じ、寺を訪ねた。

外でがやがやと人の声がするので、僧は、

「猪を喰ったことがばれては大変だ」

とあせったけれども、床には食べ残しが散乱しているし、鍋にも肉片が入ったままである。それらを片づける間もなく、村人がどやどやと部屋へ入ってきた。

村人たちが見ると、床には檜の破片が散らばり、鍋には煮残したは木片が入っている。そして、驚いたことには、かたわらの仏像の腿の部分が切り口もあざやかに切り取られていたのだった。

村人は呆れて、僧に言った。

「お坊様。食べるものがなくて追いつめられ、木を煮てお食べになったのはわかります。生きるためですから。しかし、同じお食べになるなら、そこらの柱を削ればよろしかったのに……。どうしてわざわざ仏さまのお体を削ってお食べになったのですか……」

言われた僧がびっくりして仏の尊像を見ると、村人の言う通り、左右の腿の部分が削り取られていた。そこではじめて、例の猪は、僧を救うべく、観世音菩薩様が変化《へんげ》なさったものだったのだと分かった。

僧は涙ながらにそうした経緯を村人に話して聞かせた。一同も感激して尊んだ。

僧は仏像を前に正坐し、

「観世音菩薩様、おかげさまをもちまして、私は命をとりとめました。どうぞ、元のお姿へお戻り下さい」

と熱心に祈った。

すると、人々の目の前で、左右の腿は元の形に戻ったという。


【付言】おなじみの「身代わり観音」という奇譚の一例。ただし、矢で射抜かれたり、刀で斬られたりするのではなく、両腿の肉を削り取られるというパターンは珍しい。

ゆび——指(手)

【語源】突き出すと物へ届く「オヨビ(及び)」が変化したか。

【覚書】人間の片手には五本の指があるが、パンダの手には、「六指突起」と呼ばれる一種の指が生えている。いわば六本目の指である。これが親指と向かい合って生えていて、曲げることも出来る。この突起のおかげで、パンダは、好物の笹のようなごく細い植物でも、器用に握ってかじることが出来るわけだ。

【諺・慣用句】「十本の指はどれを噛んでも痛い」……血縁関係のある者同士、誰か一人でも苦難に陥ると、残りの者たちも辛い思いをするという意味。皆が義理人情にあつく「血は水よりも濃し」が理の当然、そんな古き佳き時代の慣用句と言えるかも知れない。

血の繋がりを重視した言い回しとしては、他にも「指汚《きたな》しとて切られもせず」(肉親の中に性悪な奴がいても、簡単に見捨てたり縁を切ったりは出来ない)、「五本の指で切るにも切られず」(肉親の中で誰か一人でも不幸になると、他の皆も同じように不幸になる)などがある。

親が嬰児を駅のコインロッカーに捨て、息子が意見する老親を金属バットで殴り殺し、遺産相続で一族が裁判沙汰になり……という時代に暮らす者からすれば、まるで別世界の話だ。

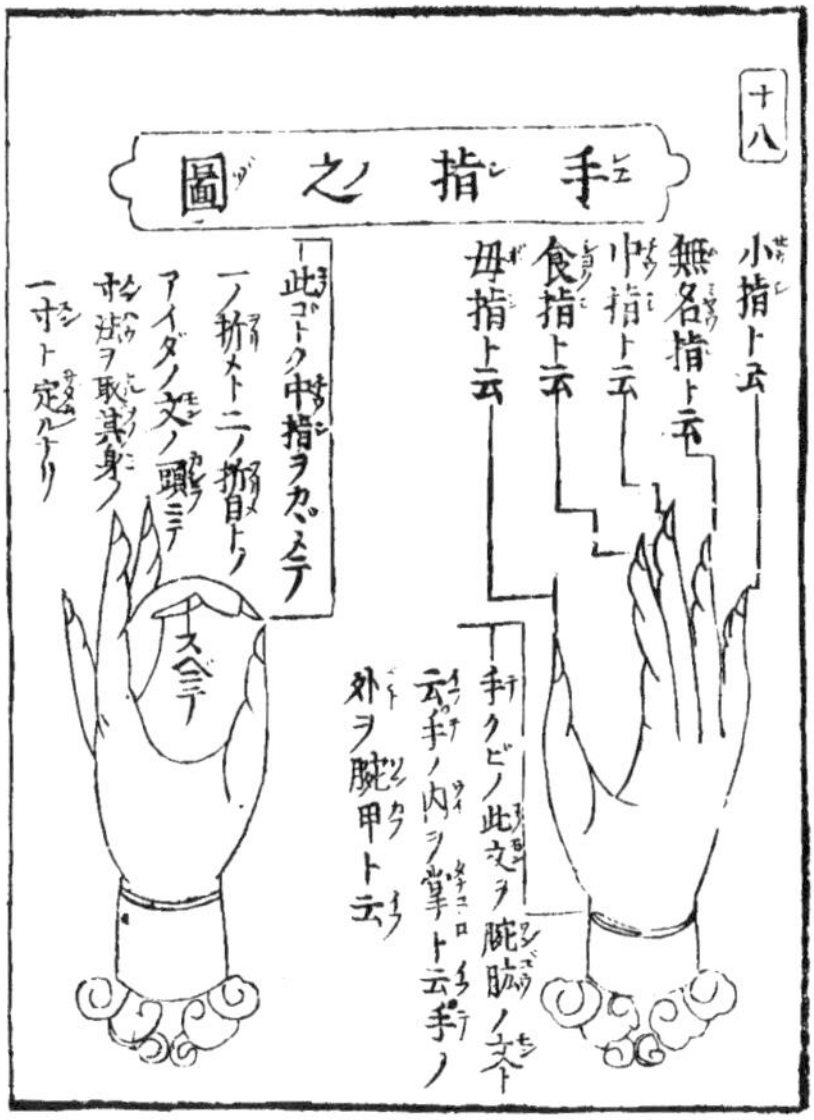
十八
手指之圖
小指ト云
無名指ト云
中指ト云
食指ト云
母指ト云
手クビノ此文ヲ腕腕ノ文ト云手ノ内ヲ掌ト云手ノ外ヲ腕甲ト云
此ゴトク中指ヲカゞメテ一ノ折メト二ノ折目トノアイダノ文ノ頭ニテ寸法ヲ取其身ノ一寸ト定ルナリ
スヘテ

「鍼灸抜萃」より
〈手指の図〉

◎指が目印――「今昔物語集」巻第十六第十三

聖武天皇の御代。

大和国の某寺から、仏像が盗まれた。あちこち探したが、どうしても見つからなかった。

それからしばらく経ったある夏の日。

寺の近くの小さな池で、牛飼いの子どもたち数人が水遊びをしていた。

池の真ん中をふと見ると、小さな木の枝が水面から突き出て、そこに鵄《とび》がとまっている。

子どもたちは面白がって、岸から小石や土くれを投げておどかしたが、鵄は飛び去らずに、じっとしている。

そこで、子どもたちは池へ入って泳ぎ進み、鵄を捕まえようとした。

と、その途端、鵄の姿はふっと消えてしまった。

しかし、木の枝は残っていた。

が、近くでよく見ると、それは木の枝ではなく、金の指だった。不思議に思った子どもたちがそれをつまんで引き上げてみて、びっくり。

観音像の指だったのだ。

子どもたちは観音像を岸まで運んで、急いで大人たちへ知らせた。駆けつけた村人はひと目

見て、

「もしや……」

と思い、某寺の尼を連れて来て確認してもらったところ、やはり数年前に盗まれた仏像だった。

そこでただちに輿《こし》に乗せて寺へ運び、元の壇へ安置したという。


【付言】いくら子どもが好奇心旺盛だといっても、鳥を捕まえるために池の真ん中まで泳いで行く逞しさは、やはり時代である。現代っ子なら、溺れるのを恐れて水に入らないだろうし、そもそもそれ以前に、鳥に関心を寄せることなく、岸辺を通り過ぎてしまうだろう。

ゆび――指（足）

【語源】突き出すと物へ届く「オヨビ（及び）」が変化したか。

【覚書】足の指の間や付け根には、たくさんのツボがある。ここを専用器具で刺激しマッサージすれば、健康増進につながるらしい。そこで多くの健康器具メーカーが足指リングを販売している。指輪のように足の指に特製リングをはめて、ツボを刺激するのだ。磁石やゲルマニウム入りの商品もあり、種類は実に豊富。

【諺・慣用句】「足指」の読み方は「あしゆび」なのか「そくし」なのか、悩ましい。足指が踏みしめる下、すなわち「足元《あしもと》（足下・足許）」を含む慣用表現は多い。

「足元につけこむ」（相手の弱点を的確に見抜いて、そこにつけこむ）、「足元に火がつく」（危難が具体的に迫っていることのたとえ）、「足元にも及ばない」（相手の実力が傑出していて、自分とは比較にならない）などなど。

ちなみに、「足元から鳥が立つ」という面白い表現もある。ごく身近なところで思わぬ事態が起こることのたとえである。何の鳥かは分からない。

◎指の力――「今昔物語集」巻第二十三第十九

むかし、比叡山に怪力で知られる僧がいた。

ある日、弟子の若い僧たちが、

「師匠がどれほどの怪力であるのか、試してみよう」

と思い立ち、胡桃の実を八個用意して、昼寝している師僧の足の指の間に、一個ずつ、はめこんでみた。

師僧はじつは狸寝入りをしているだけだった。あえてされるがままにしておいた。

そうして、胡桃の実がすべてはめこまれたのを見計らってから、寝ぼけて背のびをするふりをして、

「うーん」

と言いながら、少しばかり足に力を入れた。

すると、八個の胡桃はばりばりと音を立てて、一つ残らず割れてしまったという。


【付言】「この師にしてこの弟子」とでも言おうか。師も弟子も共に茶目っ気があり、ほほえましい。謹厳実直なだけの師なら、「わしの昼寝を邪魔しおって」といって、弟子たちを叱り飛ばすところだ。

つばさ——翼

【語源】「トブフサデ（飛房手）」が変化したか。

【覚書】「翼」の語はもっぱら鳥類に用いられるが、「羽」の語はもう少し意味が広く、昆虫の翅を指す場合もある。また、「翼→鳥」のイメージから、二枚あってはばたくものを想像しがちだが、たとえばモモンガやムササビの皮膜のように、滑空（飛行）に用いられる器官を比喩的に「翼」と呼ぶこともある。

【諺・慣用句】「虎に翼」……ただですら強い虎に翼をつけたら更に強さが増すことから、もともと勢力のあるものに、更に力強いものが加わって力を増すことをいう。類義語に「鬼に金棒」がある。

森林の王と評される虎は、アジア最強の肉食動物。身体の黒い縞模様は、虎単体で見ると派手でひどく目立つが、ひとたび竹やぶや草むらに潜むと、この縞模様のおかげで虎の姿がうまく風景に紛れて、相手（襲い掛かるべき敵や狙っている獲物）に見つかりにくくなる。まさに造化の妙である。無論のこと、残念ながら（？）背中に翼は生えていない。

但し、翼が無く空中飛行こそ叶わぬものの、獲物へとびかかる時の跳躍力は凄い。後ろ脚の筋肉が発達しているため、約七メートルもジャンプ出来る。しかも、前足の力も強く、一撃で水牛の首の骨を折るという。これでは、目をつけられた獲物はひとたまりもあるまい。人間も例外ではない。ご用心ご用心。

◎翼が生えた僧――「今昔物語集」巻第六第四十四

むかし、ひとりの僧がいた。

名を僧感といった。

「観無量寿経《かんむりゅじゅきょう》」と「阿弥陀経」というふたつの経を常に身近に置いて、長年、熱心に読誦《どくじゅ》しつづけていた。

そんなある夜、僧感は夢を観た。

夢の中の自分の背には、二枚の大きな翼が生えていた。

不思議なこともあるものだと思ってしげしげながめてみると、左の翼には「感無量寿経」、右の翼には「阿弥陀経」の経文が書き連ねてあった。

僧感は、

「せっかく翼を得たことであるから、これで大空を飛んでやろう」

と思い立ち、飛ぼうとしたが、体が重くて無理であった。

「だめだ、飛べない」

と思った瞬間に、目が覚めた。

その後、僧感はますます熱心に読誦した。

そして、読経に明け暮れて三年が経ったある日の夜、また同じような夢を観た。背の翼をはばたいて飛ぼうとしたが、やはりまだ体が重くて飛べない。

ただ、以前より体がやや軽く感じたことは事実だった。

それからさらに二年。読誦を続けた僧感は、また例の夢を観た。

今度は数年前とは違い、はばたくと体は軽々と浮き上がり、大空を自由に飛び回ることが出来た。

そこで、直ちに西方へ飛び向い、極楽浄土へ至り着いた。

そこには阿弥陀如来と脇侍の観世音菩薩、勢至菩薩がいて、僧感にこう告げた。

「汝は熱心に読誦をつづけている功徳により、やがてはこの世界へ迎えられるであろう。いまから直ちに娑婆へ戻り、日々休まず経典を読誦せよ。そうすれば一千日の後、かならず浄土へ

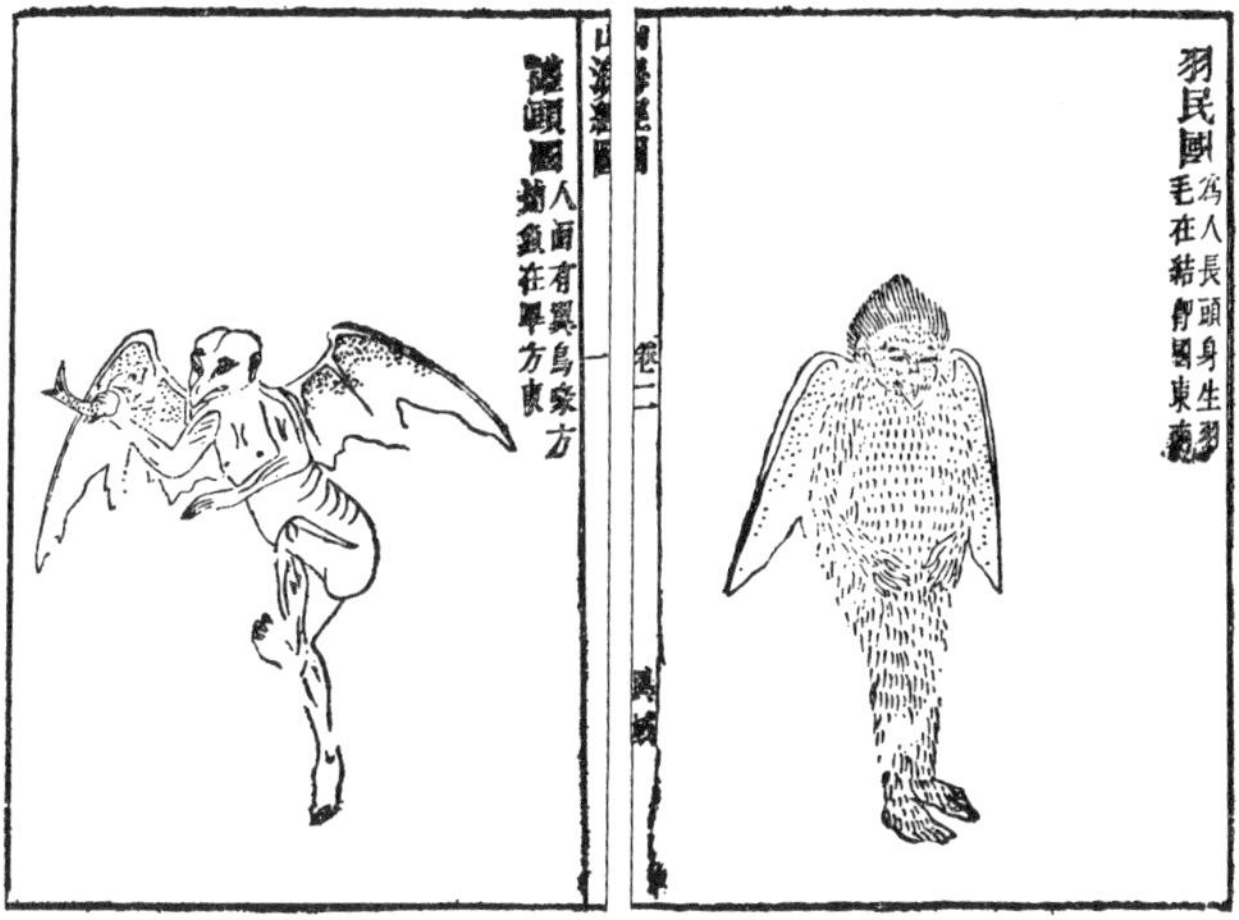
羽民國 爲人長頭身生羽毛在結匈國東南
讙頭國 人面有翼鳥喙方捕魚在畢方東

呉任臣「山海経広注」より
〈羽民国〉と〈讙頭国〉

生まれ変わるであろう」

ここまで聞いて、僧感ははっと目覚めた。

以後、僧感は仏様のお諭《さと》し通り、一千日にわたって読誦をつづけ、ほどなく息を引き取った。

臨終するや、僧感が臥す寝所には九本の蓮花が生じた。そして七日の間、しおれもせずに咲きほこった。

人々はこれを見て感涙にむせび、

「僧感はまちがいなく極楽浄土へ転生したことだろう」

といって褒めたたえた。

【付言】「大空を飛ぶこと」は、古来より人類の夢。「翼が欲しい。恋しいあの人のところへ、いますぐ飛んで行きたい」という類のセリフは、恋愛小説・映画によく出て来る。ちなみに、鳥以外で、翼を持つものの代表例といえば、キリスト教の天使だろう。ただし、堕天使たる悪魔にも翼はある。

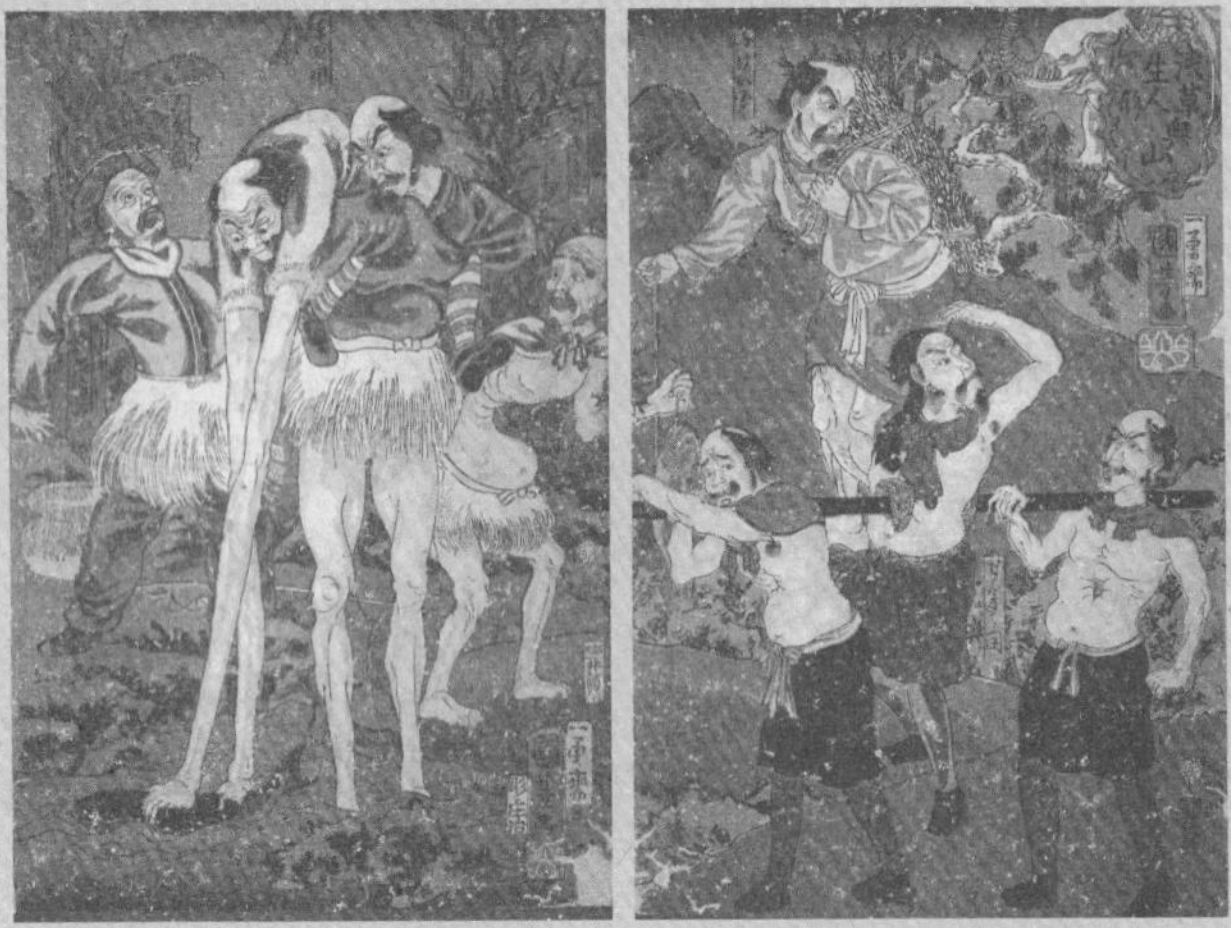

歌川国芳
「浅草奥山生人形」（1856）

出典一覧（書名の五十音順）

「宇治拾遺物語《うじしゅういものがたり》」説話集。編者未詳。十三世紀半ごろ成立か。
「古今著聞集《ここんちょもんじゅう》」説話集。橘成季《たちばななりすえ》編。建長六（1254）年成立。
「古本説話集《こほんせつわしゅう》」鎌倉時代初期までに成立した説話集。編者未詳。
「今昔物語集《こんじゃくものがたりしゅう》」説話集。作者未詳。平安時代末期の成立か。
「十訓抄《じっきんしょう》」説話集。著者未詳。建長四（1252）年成立。
「沙石集《しゃせきしゅう》」説話集。無住《むじゅう》著。十巻。弘安六（1283）年脱稿。
「徒然草《つれづれぐさ》」随筆集。兼好《けんこう》著。元徳二（1330）年ごろ完成か。
「日本霊異記《にほんりょういき》」説話集。景戒《きょうかい》（けいかい）著。弘仁十三（822）年ごろの成立。
「保元物語《ほげんものがたり》」鎌倉時代前期の軍記物語。作者・成立年未詳。

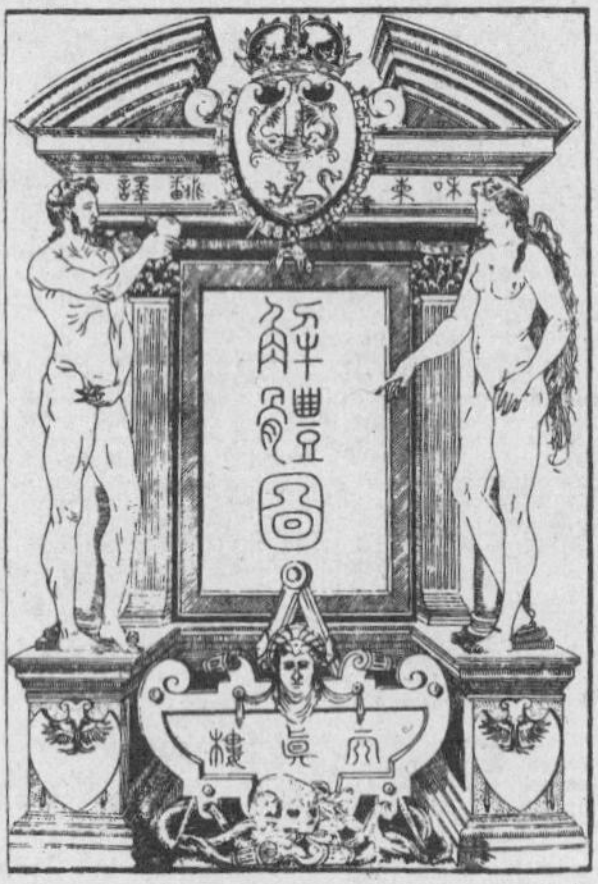

杉田玄白、中川淳庵
「解体新書」(1774)
扉絵

おわりに

「我思う、ゆえに我有り」と小賢しい見得を切ったところで、からだあっての物種という事実は変わりません。

読者各位が人体の文化誌についてお考えの際、本書がその一助となりましたら、幸甚です。

上方文化評論家　福井栄一

著者紹介

福井栄一［ふくい・えいいち］

上方文化評論家。一九六六年、大阪府吹田市生まれ。京都大学法学部卒。京都大学大学院法学研究科修了。法学修士。四條畷学園大学看護学部客員教授、京都ノートルダム女子大学人間文化学部非常勤講師、関西大学社会学部非常勤講師。朝日関西スクエア・大阪京大クラブ会員。上方の芸能や歴史文化に関する講演、評論、テレビ・ラジオ出演など多数。剣道二段。著作に、『十二支妖異譚』（工作舎）、『名作古典にでてくる さかなの不思議なむかしばなし』（汐文社）、『現代語訳 近江の説話』（サンライズ出版）、『説話と奇談でめぐる奈良』（朱鷺書房）、『大山鳴動してネズミ100匹』をはじめとする十二支シリーズ（技報堂出版）、『説話をつれて京都古典漫歩』（京都書房）、『増補版 上方学』（朝日新聞出版）、『おはなしで身につく四字熟語』（毎日新聞社）、『子どもが夢中になる「ことわざ」のお話100』（PHP研究所）、『古典とあそぼう』シリーズ（子どもの未来社）、『飛んで火に入る ことわざばなし』（日本教育研究センター）、『おもしろ日本古典ばなし115』（子どもの未来社）、『にんげん百物語 誰も知らない からだの不思議』（技報堂出版）、『小野小町は舞う 古典文学・芸能に遊ぶ妖蝶』（東方出版）、『鬼・雷神・陰陽師 古典芸能でよみとく闇の世界』（PHP研究所）等がある。

http://www7a.biglobe.ne.jp/~getsuei99

解體珍書《かいたいちんしょ》

発行日――二〇二一年一〇月二〇日発行
著者（編・現代語訳）――福井栄一
編集――米澤敬
エディトリアル・デザイン――佐藤ちひろ
印刷・製本――シナノ印刷株式会社
発行者――岡田澄江
発行――工作舎　editorial corporation for human becoming
〒169-0072　東京都新宿区大久保2-4-12　新宿ラムダックスビル12F
phone：03-5155-8940　fax：03-5155-8941
URL：www.kousakusha.co.jp
e-mail：saturn@kousakusha.co.jp
ISBN9784-87502-532-0